《临床药学监护》丛书

国家卫生健康委医院管理研究所药事管理研究部
国家医院药事管理质量控制中心　组织编写

吴永佩　颜青　高申　　　　总主编

高血压
药物治疗的药学监护

主　编　陈　英　林英忠
编　委（以姓氏笔画为序）
叶冬梅　申庆荣　刘　伶　苏恒海　李师承
杨周生　吴　宁　陈　英　林英忠

U0212492

人民卫生出版社

图书在版编目（CIP）数据

高血压药物治疗的药学监护 / 陈英，林英忠主编. —北京：人民卫生出版社，2020

（《临床药学监护》丛书）

ISBN 978-7-117-28582-7

Ⅰ.①高… Ⅱ.①陈… ②林… Ⅲ.①高血压 - 临床药学 Ⅳ.①R544.1

中国版本图书馆 CIP 数据核字（2019）第 108399 号

| 人卫智网 | www.ipmph.com | 医学教育、学术、考试、健康，购书智慧智能综合服务平台 |
| 人卫官网 | www.pmph.com | 人卫官方资讯发布平台 |

《临床药学监护》丛书

高血压药物治疗的药学监护

组织编写：国家卫生健康委医院管理研究所药事管理研究部
　　　　　国家医院药事管理质量控制中心
主　　编：陈　英　林英忠
出版发行：人民卫生出版社（中继线 010-59780011）
地　　址：北京市朝阳区潘家园南里 19 号
邮　　编：100021
E - mail：pmph @ pmph.com
购书热线：010-59787592　010-59787584　010-65264830
印　　刷：三河市博文印刷有限公司
经　　销：新华书店
开　　本：710×1000　1/16　印张：10
字　　数：185 千字
版　　次：2020 年 3 月第 1 版　2020 年 3 月第 1 版第 1 次印刷
标准书号：ISBN 978-7-117-28582-7
定　　价：30.00 元

打击盗版举报电话：010-59787491　E-mail：WQ @ pmph.com
质量问题联系电话：010-59787234　E-mail：zhiliang @ pmph.com

《临床药学监护》丛书
编 委 会

总 主 编　吴永佩　颜　青　高　申

副总主编　缪丽燕　王长连

编 委 会（以姓氏笔画为序）：

丁　新　卜一珊　万自芬　王建华

卢晓阳　包明晶　冯　欣　齐晓涟

闫峻峰　劳海燕　苏乐群　杜　光

李　妍　李喜西　李智平　杨　敏

杨婉花　张　峻　张　健　张毕奎

陆　进　陆方林　陈　英　林英忠

罗　莉　胡　欣　姜　玲　高红梅

游一中　谢　娟　裘云庆　翟晓文

樊碧发

《临床药学监护》丛书
分 册 目 录

丛书序

　　第二次世界大战后，欧美各国现代经济和制药工业迅速发展，大量新药被开发、生产并应用于临床。随着药品品种和药品临床使用量的增加，不合理用药现象也逐趋加重，严重的药物毒副作用和过敏反应也不断增多，患者用药风险增加。同时，人类面临的疾病负担愈加严峻，慢性病及其他疾病的药物应用问题更加复杂，合理用药成为人类共同关心的重大民生问题。为充分发挥临床药师在药物治疗和药事管理中的专业技术作用，提升药物治疗水平，促进药物安全、有效、经济、适当的合理使用，西方国家于20世纪中叶前后在高等医药院校设置6年制临床药学专业Pharm D.课程教育，培养临床型药学专业技术人才。同期，在医院建设临床药师制度，建立药师与医师、护士合作共同参加临床药物治疗，共同为患者临床药物治疗负责，共同防范医疗风险，提高医疗工作质量，保障患者健康的优良工作模式，这在西方国家已成为临床药物治疗常规，并得到社会和医药护理学界的共识。

　　1997年我们受卫生部委托起草《医疗机构药事管理暂行规定》，经对国内外医院药学技术服务情况调研分析，提出了我国"医院药学部门工作应该转型""药师观念与职责必须转变"和医院药学专业技术服务扩展发展方向，并向卫生部和教育部提出三点具体建议：一是高等医药院校设置临床药学专业教学，培养临床应用型药学专业技术人才；二是在医院建立临床药师制，药师要直接参与临床药物治疗，促进合理用药；三是为提高成品输液质量、保障患者用药安全和保护护理人员免受职业暴露，建议对静脉输液实行由药学部门管理、药学人员负责的集中统一调配与供应模式。卫生部接受了此建议，在2002年1月卫生部公布《医疗机构药事管理暂行规定》，首次规定要在医院"逐步建立临床药师制"。为此，在2005年和2007年卫生部先后启动"临床药师培训基地"和"临床药师制"建设两项试点工作，并于2009年和2010年作了总结，取得了很大的成功，目前临床药师岗位培训制度和临床药师制建设已日趋规范化和常态化。随着临床药学学科的发展和临床药师制体系建设的深化,临床药师队伍迅速成长,专业技术作用逐渐明显,但临床药师普遍深感临床药学专业系统知识的不足,临床用药实践技能的不足。为提升临床药师参加临床药物治疗工作的药学监护能力,我们邀请临床药学专家和临床药师以及临床医学专家共同编写了《临床药学监护》丛书。本丛书将临床药物治疗学理论与药物治疗监护实践相结合,反映各分册临床疾病药物治疗的最新进展,以帮助临床药师在药物治疗实践活动中实施药学监护措施,提升运用临床药学专业知识解决临床用药中实际问题的能力。本丛书主要内容为依据不同疾病的药物治疗方案,设计药学监护措施,明确药学监护重点:对药物治疗方案的评价与正确实施;遴选药品的适宜性和随着疾病治疗的进展调整药物治疗意见;对药物治疗效果的评价;监测与杜绝用药错误;监测与防范药品不良反应;对患者进行用药教育等。

《临床药学监护》丛书的编写与出版,体现了国内外临床药物治疗学和临床实践活动最新发展趋势,反映了国际上临床药学领域的新的药学监护技术。本丛书可满足广大医疗机构药师学习、实践工作的需要,也可作为医疗机构医护人员和高等医药院校学员的参考用书,但撰写一部系统的《临床药学监护》丛书我们尚缺乏经验,不足之处在所难免,希望临床药师和广大读者批评指正,为再版的修订与完善提供条件。

我们衷心感谢为本丛书编写和出版付出辛勤劳动的专家、临床药师和相关人员并向其致以崇高的敬意!

吴永佩　颜　青　高　申

2018 年 3 月

前　言

　　高血压是最常见的心血管疾病，它可以引起卒中、心肌梗死、心力衰竭及慢性肾脏病等并发症，是心脑血管疾病的主要危险因素，而心脑血管疾病仍是世界上致死和致残的首要原因。我国"十二五"高血压抽样调查（CHS）最新结果显示，我国≥18岁成人高血压患病率为23.2%，患病人数达2.45亿；正常高值血压患病率为41.3%，患病人数4.35亿。近些年我国人群的高血压知晓率、治疗率、控制率分别为46.9%、40.7%和15.3%，虽然已有大幅提高，但仍处于较低的水平。全球疾病负担研究显示，中国人群因高血压造成的伤残调整寿命年（DALY）高达3794万人年，占总DALY的12.0%，占心血管病总DALY的63.5%；其中伤残损失寿命年（YLD）为3557万人年，早逝损失寿命年（YLL）为236.5万人年，分别占心血管病YLD和YLL的50.1%和64.5%，因此，高血压是心血管病负担的首位危险因素。全国每年因血压升高所致的过早死亡人数高达200余万，每年的直接医疗费用达366亿元。2016年我国一项发表于 *JAMA* 杂志的队列研究结果显示，我国治疗后的高血压患者的血压达标率为29.6%。高血压作为心脑血管病的最重要的危险因素，流行态势严重。

　　随着临床医学、临床药学的发展与不断进步，人们对高血压疾病及其药物治疗的认识不断深化，高血压的防治引起了大家的高度重视，临床治疗团队在高血压的治疗中起到重要作用。《中国高血压防治指南（2018年修订版）》中就提到，应组建由医师、护士和健康责任师（或医生助理）等组成的高血压管理团队，定期接受培训，共同承担高血压患者的管理。要在社区对高血压患者进行筛查，对初诊的高血压患者给予生活方式和药物治疗方面的指导，并干预其他心血管危险因素等；对高血压患者进行长期随访，观察血压、用药情况、不良反应，同时应关注心率、血脂、血糖等其他危险因素及靶器官损害和临床疾患；还要重视高血压患者的健康教育，以提高患者的依从性。临床药师也应成为高血压管理团队的成员，与医疗团队一起参与药物治疗方案的制订，对药物进行相应的有效性监护及安全性监护，促进血压达标，并保障患者的用药安全。由于高血压患者一般为老年人，常常合并其他疾病，又常合并多器官功能不全，同时服用的药物比较多，如何让医师、药师、护士乃至整个高血压管理团队能有序、规范地完成抗高血压药物的监护任务，是本书要给大家介绍的内容。

　　本书分为4章,首先介绍了抗高血压药物的临床和市场情况,概括地说明了抗高血压药物应用的安全性及药学监护的基本原则;接着阐述了常见抗高血压药物的药学特点及特殊人群的监护要点;然后详细介绍了临床常见的几类高血压疾病,包括原发性高血压、继发性高血压、肺动脉高压的定义、分型、症状、体征、药物的选择以及监护要点;并指导了高血压合并其他疾病,包括高血压合并糖尿病、高血压合并冠心病、高血压合并肾脏疾病、高血压合并心力衰竭等情况时的药物选择及监护要点。最后介绍了围手术期高血压的药学监护要点。本书由医师、药师共同编写,参考了最新的高血压指南及相关文献,结合多年的临床经验,对每一类高血压疾病和每一类降压药物进行了对比、分析和总结,形成了一个能在降压药物的选择、应用、安全等方面为医师、药师、护士以及整个高血压管理团队提供监护思路的宝库。希望本书能够促进我国高血压管理事业的发展,能够为防治高血压疾病及并发症提供有益的借鉴,从而造福广大人民群众。但对于撰写一部系统的《临床药学监护》丛书分册我们尚缺乏经验,不足之处在所难免,希望临床药师和其他广大读者批评指正,为再版的修订与完善提供条件。

　　衷心感谢为本书的编写和出版付出辛勤劳动的专家、临床药师和相关人员,向他们致以崇高的敬意!

编　者

2020年1月

目　　录

第一章 总 论

第一节 我国人群高血压流行情况

一、我国人群高血压患病率、发病率及其流行趋势

随着社会经济的发展，城镇化和老龄化速度加快，居民的行为和生活方式发生改变，慢性非传染性疾病（简称慢性病）已成为影响我国乃至全球居民健康的重大公共卫生问题，而高血压是患病率较高的慢性病之一，也是心脑血管病的最重要的危险因素。世界卫生组织（WHO）2017 年 5 月的数据显示，2015 年大约 1770 万人死于心血管疾病，占全球死亡总数的 31%。这些死者中，约 740 万人死于冠心病，670 万人死于中风。据《中国心血管病报告 2017》，估计心血管病现患人数 2.9 亿，其中脑卒中 1300 万，冠心病 1100 万，肺源性心脏病 500 万，心力衰竭 450 万，风湿性心脏病 250 万，先天性心脏病 200 万，高血压 2.7 亿。心血管病死亡占城乡居民总死亡原因的首位，农村为 45.01%，城市为 42.61%。

我国高血压调查最新数据显示，2015 年我国 18 岁及 18 岁以上的居民的高血压患病粗率为 27.9%（标化率为 23.2%），与 1958—1959 年、1979—1980 年、1991 年、2002 年和 2012 年进行过的 5 次全国范围内的高血压抽样调查相比，虽然各次调查的总人数、年龄和诊断标准不完全一致，但患病率总体呈增高的趋势，详见表 1-1。

人群高血压患病率随年龄增加而显著增高，但青年高血压亦值得注意。据 2015 年全国调查结果显示，18~24 岁、25~34 岁和 35~44 岁的青年的高血压患病率分别为 4.0%、6.1% 和 15.0%。男性高于女性、北方高而南方低的现象仍存在，但目前差异正在转变，呈现出大、中型城市的高血压患病率较高的特点，如北京、天津和上海居民的高血压患病率分别为 35.9%、34.5% 和 29.1%。农村地区居民的高血压患病率的增长速度较城市快，2015 年全国调查结果显示农村地区的患病率（粗率为 28.8%，标化率为 23.4%）首次超越城市地区（粗率为 26.9%，标化率为 23.1%）。不同民族间比较，藏族、满族和蒙古族人群的高血压患病率较汉族人群高，而回族、苗族、壮族、布依族人群的高血压患病率均低于汉族人群。

表 1-1 我国 6 次高血压患病率调查结果

年份 /年	调查地区	年龄 /岁	诊断标准	调查人数 / 人	高血压例数 / 例	患病率 /%
1958—1959	13 个地区	≥ 15	不统一	739 204	37 773	5.1 △
1979—1980	29 个地区	≥ 15	≥ 160/95mmHg 为确诊高血压，140~159/90~95mmHg 为临界高血压	4 012 128	310 202	7.7 △
1991	29 个地区	≥ 15	≥ 140/90mmHg 和 / 或 2 周内服用降压药者	950 356	129 039	13.6 △
2002	29 个地区	≥ 18	≥ 140/90mmHg 和 / 或 2 周内服用降压药者	272 023	51 140	18.8 △
2012	31 个地区	≥ 18	≥ 140/90mmHg 和 / 或 2 周内服用降压药者	—	—	25.2 *
2015	31 个地区	≥ 18	≥ 140/90mmHg 和 / 或 2 周内服用降压药者	451 755	125 988	27.9 △

注：△患病粗率；*综合调整患病率。

二、我国人群高血压发病的重要危险因素

高血压的危险因素包括遗传因素、年龄以及多种不良生活方式等多个方面。人群中普遍存在危险因素的聚集，随着高血压危险因素聚集的数目和严重程度增加，血压水平呈现升高的趋势，高血压患病风险增加。

（一）高钠、低钾膳食

高钠、低钾膳食是我国人群重要的高血压发病危险因素。INTERSALT 研究发现，被研究人群的 24 小时尿钠排泄量中位数增加 2.3g（100mmol/d），收缩压（SBP）/ 舒张压（DBP）中位数平均升高 5~7/2~4mmHg。现况调查发现，《中国居民营养与慢性病状况报告（2015）》显示 2012 年我国 18 岁及 18 岁以上居民的平均烹调盐摄入量为 10.5g，虽低于 1992 年的 12.9g 和 2002 年的 12.0g，但较推荐的盐摄入量水平依旧高 75.0%，且中国人群普遍对钠敏感。

（二）超重和肥胖

超重和肥胖显著增加全球人群全因死亡的风险，同时也是高血压患病的重要危险因素。近年来，我国人群中超重和肥胖的比例明显增加，女性高于男性，城市人群高于农村，北方居民高于南方。中国成年人超重和肥胖与高血压发病关系的随访研究结果发现，随着体重指数（BMI）的增加，超重组和肥

胖组的高血压发病风险是体重正常组的 1.16~1.28 倍。超重和肥胖与高血压患病率的关联最显著。内脏型肥胖与高血压的关系较为密切,随着内脏脂肪指数的增加,高血压患病风险增加。

《中国居民营养与慢性病状况报告(2015 年)》显示,2012 年 ≥ 18 岁居民的超重率和肥胖率分别为 30.1% 和 11.9%,较 2002 年相比分别上升了 7.3% 和 4.8%;2012 年农村居民的超重率和肥胖率虽低于城市居民,但上升幅度要大于城市居民。调查还显示,成人中心性肥胖患病率也呈增加趋势,平均腰围水平明显上升,且农村人群增加幅度大于城市人群,城乡差异减小。

(三)过量饮酒

过量饮酒包括危险饮酒(男性 41~60g,女性 21~40g)和有害饮酒(男性 60g 以上,女性 40g 以上)。我国饮酒人数众多,18 岁以上的居民饮酒者中有害饮酒率为 9.3%。限制饮酒与血压下降显著相关,酒精摄入量平均减少 67%,SBP 下降 3.31mmHg,DBP 下降 2.04mmHg。目前有关少量饮酒有利于心血管健康的证据尚不足,相关研究表明,即使对少量饮酒的人而言,减少酒精摄入量也能够减少心血管疾病的发病风险。

(四)长期精神紧张

长期精神紧张是高血压患病的危险因素,精神紧张可激活交感神经,从而使血压升高。一项包括 13 个横断面研究和 8 个前瞻性研究的荟萃分析定义精神紧张包括焦虑、担忧、心理压力紧张、愤怒、恐慌或恐惧等,结果显示有精神紧张者发生高血压的风险分别是正常人群的 1.18 和 1.55 倍。

(五)其他危险因素

除了以上高血压发病的危险因素外,其他危险因素还包括年龄、高血压家族史、缺乏体力活动,以及糖尿病、血脂异常、大气污染等。

三、高血压与心血管风险

血压水平与心脑血管病发病和死亡风险之间存在密切的因果关系。在对全球 61 个人群(约 100 万人,40~89 岁)的前瞻性观察研究中,基线血压从 115/75mmHg 到 185/115mmHg,平均随访 12 年,结果发现诊室 SBP 或 DBP 与脑卒中、冠心病事件、心血管病死亡的风险呈连续、独立、直接的正相关。SBP 每升高 20mmHg 或 DBP 每升高 10mmHg,心、脑血管病的发生风险倍增。

在包括中国 13 个人群在内的亚太队列研究(APCSC)中,诊室血压水平与脑卒中、冠心病事件密切相关,而且亚洲人群的血压升高与脑卒中、冠心病事件的关系比澳大利亚与新西兰人群更强,SBP 每升高 10mmHg,亚洲人群的脑卒中与致死性心肌梗死发生风险分别增加 53% 与 31%,而澳大利亚与新西兰人群分别增加24%与21%。

临床随访资料显示,随着血压水平升高,心力衰竭、心房颤动、终末期肾病(ESRD)的发生率也明显增加。

诊室血压水平与上述并发症和心血管疾病之间的关系在动态血压或家庭血压监测研究中也得到证实。24小时动态血压、夜间血压和清晨血压水平与心脑血管病风险的关联甚至更密切、更显著。近年来研究还显示,反映血压水平波动程度的长时血压变异(BPV)也可能与心血管风险相关联。

第二节 抗高血压药物的分类和特点

一、抗高血压药物的分类

本书根据作用机制及是否为一线降压药的特点,分为以下五大类一线降压药及其他类降压药:

1. 利尿药 ①噻嗪类利尿药:如氢氯噻嗪、吲达帕胺;②袢利尿药:如呋塞米、托拉塞米;③保钾利尿药:如阿米洛利、氨苯蝶啶;④醛固酮受体拮抗剂:如螺内酯、依普利酮。

2. β受体拮抗剂 ①非选择性β受体拮抗剂:如普萘洛尔;②高选择性β_1受体拮抗剂:如美托洛尔、比索洛尔;③α、β受体拮抗剂:如拉贝洛尔等。

3. 钙通道阻滞药 ①二氢吡啶类:代表药物为硝苯地平;②非二氢吡啶类:代表药物为地尔硫草、维拉帕米。

4. 血管紧张素转换酶抑制药 如卡托普利、培哚普利、贝那普利等。

5. 血管张素Ⅱ受体拮抗剂 如缬沙坦、氯沙坦、替米沙坦、厄贝沙坦等。

6. 其他 抗高血压药物α受体拮抗剂如哌唑嗪、甲磺酸多沙唑嗪等;交感神经抑制剂如可乐定、利血平(降压灵)、甲基多巴等;作用于血管平滑肌的药物如肼屈嗪、米诺地尔、二氮嗪、硝普钠等。复方制剂如新型的复方制剂包括厄贝沙坦氢氯噻嗪、缬沙坦氢氯噻嗪、缬沙坦氨氯地平、培哚普利氢氯噻嗪等。

二、抗高血压药物的特点

抗高血压药物品种较多,各类药物具有各自的作用特点。

(一)利尿药

常单独用于抗轻度高血压,也与其他药物合用治疗中、重度高血压,尤适于伴心力衰竭、水肿的患者。代表药物有氢氯噻嗪、吲达帕胺、复方盐酸阿米洛利片等。长期使用此类药易致糖耐量降低、血糖升高、高尿酸血症等代谢紊乱及血液中的胆固醇与甘油三酯升高、高密度脂蛋白降低与性欲减退等并发症,故一般在医师的指导下间断性使用。利尿药通过利钠排水、降低容量负荷发挥降压作用。在我国,常用的利尿药是氢氯噻嗪和吲达帕胺。此类药物尤其适用于老年人高血压、单纯收缩期高血压、伴有心力衰竭的高血压患者,其副作用与剂量密切相关,故通常采用小剂量。常见的不良反应有低血钾、高尿酸血症,故应该注意复查血钾,痛风患者禁用。

（二）钙通道阻滞药（CCB）

适用于各型高血压,尤适用于重症高血压伴冠心病、心绞痛、脑血管意外、肾脏病变的患者。代表药物为硝苯地平、氨氯地平、尼卡地平、尼群地平、非洛地平、贝尼地平、拉西地平、地尔硫䓬等。钙通道阻滞药是应用最广的一类降压药,比较适合中国人,其作用不受盐摄入量的影响,无严重的副作用。但高血压的发病机制复杂,每个人血压高的原因不尽相同,不是所有人用钙通道阻滞药都可以取得最好的效果。钙通道阻滞药主要通过阻滞血管平滑肌细胞上的钙通道发挥扩张血管、降低血压的作用,最适用于老年人高血压、单纯收缩期高血压（仅收缩压高,舒张压不高）、高血压伴稳定型心绞痛、高血压伴冠状动脉或颈动脉粥样硬化及周围血管病（如下肢动脉狭窄）。

（三）β受体拮抗剂

广泛应用于轻、中度高血压患者,尤适用于年轻的高血压患者、治疗劳力性心绞痛,不宜用于伴心功能不全、支气管哮喘、糖尿病（因其减少胰岛素分泌、干扰糖代谢）的患者。主要药物有普萘洛尔、美托洛尔、阿替洛尔、比索洛尔、拉贝洛尔、卡维地洛、艾司洛尔等。β受体拮抗剂主要通过抑制交感神经活性、抑制肾素释放、抑制心肌收缩力、减慢心率而降低血压。β受体拮抗剂最适用于合并有冠心病（包括心绞痛、心肌梗死）、心率快或有期前收缩等快速性心律失常、慢性心力衰竭、甲亢、焦虑等症状的高血压患者,尤其适用于年轻人。常见的不良反应有疲乏、肢体冷感、激动不安、心动过缓等,还可能影响糖脂代谢。心率慢（< 45 次 /min）、窦性心动过缓、心律失常和支气管哮喘的人群禁用。

长期应用β受体拮抗剂者突然停药后会有"反跳"现象,如血压反跳性升高、心动过速、心绞痛发作、焦虑等,因此一定要在医师的指导下逐步停药,切忌自己突然断药。

（四）血管紧张素转换酶抑制药（ACEI）

本类药物对原发性高血压、肾性高血压有良好疗效,能改善糖及脂质代谢、防治心功能不全、逆转心室肥大,常用于伴心室肥大、心力衰竭、糖尿病、高脂血症者以及老年中、重度高血压。血肌酐 > 265μmol/L（3mg/dl）的患者慎用,双侧肾动脉狭窄和妊娠中、后期的患者禁用。常用药物有卡托普利、依那普利、培哚普利、贝那普利、福辛普利、雷米普利、喹那普利等。ACEI 主要通

过抑制肾素 - 血管紧张素 - 醛固酮系统起到扩张血管等作用,从而降低血压。ACEI 的优点是对糖脂代谢无不良影响,且可以改善糖代谢、减少新发糖尿病、减少糖尿病患者的尿蛋白;保护心脏和肾脏;尤其适用于合并糖尿病、肾病、蛋白尿、代谢综合征、慢性心力衰竭、心肌梗死的高血压患者。最常见的不良反应是持续性干咳,多见于用药初期,症状轻者可尝试继续服药,不能耐受者应换药。其他不良反应有低血压、皮疹,偶见血管神经性水肿,一旦发生应该停药并不再使用任何 ACEI。用药期间注意复查血钾和肾功能,严重肾功能不全、高钾血症、双侧肾动脉狭窄及妊娠期妇女禁用。

(五)血管紧张素 Ⅱ 受体拮抗剂(ARB)

降压效果好且副作用小,常用药物有氯沙坦钾、缬沙坦、厄贝沙坦、坎地沙坦、替米沙坦等。ARB 是降压药家族中最年轻的成员,作用机制与 ACEI 类似,其适用人群和不良反应、禁忌证也类似于 ACEI,干咳较少。

(六)其他抗高血压药物

α 受体拮抗剂如哌唑嗪、甲磺酸多沙唑嗪等在临床上也有应用。交感神经抑制剂如可乐定、利血平(降压灵)、甲基多巴等可扩张血管,减轻心脏负荷,并可治疗慢性心功能不全,降低血液中的胆固醇及甘油三酯,升高高密度脂蛋白,最适用于伴高脂血症、前列腺肥大、心功能不全的高血压患者;为避免首剂效应及直立性低血压,宜从小剂量开始,后递增用量。作用于血管平滑肌的药物如肼屈嗪、米诺地尔、二氮嗪、硝普钠等也有应用。复方制剂如新型的复方制剂包括厄贝沙坦氢氯噻嗪、缬沙坦氢氯噻嗪、缬沙坦氨氯地平、培哚普利氢氯噻嗪等,以最适合搭配的种类按固定剂量组合,降压效果较好,服用方便,对于需要联合用药的患者应提倡使用。

总之,利尿药效果持久,但需注意其对糖脂代谢的影响;β 受体拮抗剂主要通过降低心率和心肌收缩力降压(脂溶性高的 β 受体拮抗剂有中枢性降压作用),降压效果较弱,且非选择性 β 受体拮抗剂以及大剂量使用高选择性 $β_1$ 受体拮抗剂时可对糖脂代谢、支气管平滑肌产生一定的影响;α 受体拮抗剂易引起直立性低血压;ACEI 可导致缓激肽蓄积,干咳的发生率比较高,使用过程需注意监测肾功能和电解质。各类抗高血压药物均有一定的局限性,常常需要联合使用才能保证降压达标,减少药物不良反应。

第三节 抗高血压药物的临床和市场情况

一、总 的 情 况

高血压是导致心脏病发作、脑卒中等多种心血管疾病的主要根源之一,抗高血压药物具有巨大的市场需求。常用的抗高血压药物中,血管紧张素Ⅱ受体拮抗剂(ARB)是20世纪90年代后上市的一类药物,已成为高血压治疗药物市场的里程碑。自1994年氯沙坦钾获FDA批准上市,至今已有20余年,在20多年中已发展成为沙坦类家族。在全球抗高血压药物市场中,氯沙坦钾、缬沙坦、厄贝沙坦、坎地沙坦、替米沙坦、依普沙坦、奥美沙坦、阿齐沙坦、阿利吉仑等发挥了重要作用。

随着社会的进步,以及中老年人对健康的关注,高血压人群的知晓率、治疗率和控制率有所提高,分别达到46%、41%和14%,抗高血压药物的市场需求不断增长。

常用的抗高血压药在全球已上市的品种几十种,常用药物利尿药、β受体拮抗剂、钙通道阻滞药、血管紧张素转换酶抑制药、血管紧张素Ⅱ受体拮抗剂的大多数主要剂型收载于《国家基本医疗保险、工伤保险和生育保险药品目录(2019年版)》(表1-2)。

表1-2 常用抗高血压药物的医保分类

分类	通用名	剂型	医保类型
利尿药	氢氯噻嗪	口服常释剂型	甲
	吲达帕胺	口服常释剂型	甲
	螺内酯	口服常释剂型	甲
β受体拮抗剂	普萘洛尔	口服常释剂型	甲
	美托洛尔	口服常释剂型	甲
	阿替洛尔	口服常释剂型	甲
	阿罗洛尔	口服常释剂型	乙
	卡维地洛	口服常释剂型	乙
	比索洛尔	口服常释剂型	甲
	拉贝洛尔	口服常释剂型	乙
钙通道阻滞药	硝苯地平	口服常释剂型	甲
	非洛地平	口服常释剂型	甲
	拉西地平	口服常释剂型	乙
	尼群地平	口服常释剂型	甲
	氨氯地平	口服常释剂型	甲
	维拉帕米	口服常释剂型	甲
	地尔硫䓬	口服常释剂型	甲
	硝苯地平	缓控释制剂	甲

分类	通用名	剂型	医保类型
血管紧张素转换酶抑制药	卡托普利	口服常释剂型	甲
	培哚普利	口服常释剂型	乙
	贝那普利	口服常释剂型	乙
	依那普利	口服常释剂型	甲
血管紧张素Ⅱ受体拮抗剂	氯沙坦	口服常释剂型	乙
	厄贝沙坦	口服常释剂型	乙
	缬沙坦	口服常释剂型	甲
	替米沙坦	口服常释剂型	乙
α受体拮抗剂	哌唑嗪	口服常释剂型	甲
	特拉唑嗪	口服常释剂型	甲
	乌拉地尔	缓控释制剂	乙

2015 年我国降压药市场规模为 583.7 亿元,较 2014 年增长 13.5%,CCB 和 ARB 的市场份额居前 2 位,占比分别为 42.10% 和 41.8%。

二、基层高血压用药现状

2015 年全国调查结果显示,农村地区居民的高血压患病率的增长速度较城市快,农村地区的患病率(粗率为 28.8%,标化率为 23.4%)首次超越城市地区(粗率为 26.9%,标化率为 23.1%)。目前临床对于高血压的控制方法主要是改变饮食习惯和生活方式等非药物措施及药物治疗 2 个方面。其中,药物治疗是控制血压的最有效的措施。治疗高血压的药物品种繁多,且抗高血压药需长期服用,因此加强抗高血压药的使用管理十分重要。基层社区是高血压防控的主战场,基层医疗卫生人员对抗高血压药的合理使用对于改善高血压的防治状况意义重大。

(一)社区抗高血压药物使用现状

经过多年的临床发展,抗高血压药物的使用频率发生了变化,由原来以利尿药使用频率最高,转为钙离子拮抗剂在社区高血压治疗中使用频率最高,其次为 ARB。上海某社区 2017 年调查分析显示,CCB 和 ARB 年消耗数量、年消耗金额和 DDDs 等在抗高血压药物中均排在第一、第二位置,年消耗金额分别占 46.14% 和 43.87%。北京市东城区 2016 年对 5 个社区的调查显示,使用比例最高的是 CCB 占 57.3%,ACEI 第二占 22.9%,第三为 ARB 占 18.3%,利尿剂多作为 ACEI、ARB 的复合成分使用。青海西宁某社区 2017 年的调查结果是 CCB 使用率最高,占 46.15%,其次为复方降压药物占 38.05%,第三是 ACEI 占 25.0%。广东东莞市 2017 年对 33 个社区高血压人群药物治疗调查显示, CCB、ARB、ACEI、β 受体拮抗剂使用率分别为 67.3%、67.2%、4.8%、12.1%。东西南北的调查结果均显示,CCB、ARB、ACEI 已成为我国基层抗高血压的最常用药物,与 2010 年的一项覆盖我国华北、华南、华东、东北、西北、西南不同地区包含城市和农村的大样本研究结果相似,只是 2010 年使用比例前三排序为 CCB、ACEI、ARB。

(二)不合理用药情况

社区抗高血压药物使用存在的误区包括随意增减药物剂量(62.5%)、随意更换药物(22.9%)、未按时服药(72.9%)、未按次服药(72.9%)等。还有降压药使用时间界定模糊占 9.94%,大剂量使用同一种降压药物,占 4.97%,联合用药不合理占 6.52%。使用短效降压药物的现象亦存在,一组小样本调查结果显示单用短效药物病例占比为 64.1%,短效联合用药占比 71.5%.

值得注意的是一些药物的联用方案在理论上并无明显的协同作用,患者能否从中获益尚存在争议,如 ACEI 与 ARB 联用不仅不能减少心血管终点事件的发生,反而显著增加不良反应的发生风险。

第四节 抗高血压药物应用的安全性

几乎所有类型的高血压都需要长期用药,甚至终身服药。一般情况下,正确、合理地使用药物时不良反应较轻,患者的耐受性较好。但是,各类降压药有其不同的作用机制及药物代谢特点,患者在使用过程中可能会出现一些与药物相关的不良反应。常用的抗高血压药物现有 60 多种,大量资料表明单一药物治疗高血压的有效率仅为 50% 左右,如果联用 2 种或 2 种以上的药物,有效率可提高到 70% 以上,但必须警惕药物之间的相互作用并注意避免。

β 受体拮抗剂的不良反应主要有窦性心动过缓及房室传导阻滞,以及对血脂和血糖的影响;ACEI 的不良反应为水肿、咳嗽;钙通道阻滞药的不良反应为水肿;ACEI 的不良反应主要为咳嗽;复方药物及中成药的主要不良反应为心悸、头痛、眩晕;利尿药的主要不良反应为头痛、低血压、恶心;α 受体拮抗剂的不良反应主要为眩晕和低血压。患者不良反应症状较多的是低血压、咳嗽、眩晕、头痛。

常用的联合用药可能出现的药物不良反应有噻嗪类利尿药与阿司匹林联合应用时可能会诱发痛风;β 受体拮抗剂和口服降血糖药联合应用时可能会增加低血糖的发生频率及严重程度;ACEI 药物与降血糖药联合应用时易致低血糖;ACEI 和非甾体抗炎药联合应用时 ACEI 的降压作用会减弱,导致降压作用减弱；ACEI与螺内酯联合应用时可导致高钾血症，还可伴随心律失常，甚或心脏在舒张状态停搏；钙通道阻滞药与地高辛联合应用时可能会使地高辛的药理作用增强，引发胃肠道不良反应、神经精神方面的症状及心律失常；维拉帕米与地高辛联合应用可能会导致严重的心动过缓、心脏停搏并可致死。

CYP450可强力诱导或抑制一些抗高血压药物，比如诱导或抑制β受体拮抗剂的代谢，水溶性β受体拮抗剂如盐酸索他洛尔、倍他洛尔和阿替洛尔在肝脏代谢很少，故其相互作用也较少；脂溶性β受体拮抗剂如普萘洛尔、拉贝洛尔、美托洛尔、比索洛尔等主要在肝脏被CYP2D6代谢，当与CYP2D6抑制剂如西咪替丁、奎尼丁联用时易发生不良反应。常见的钙通道阻滞药为二氢吡啶类（地平类），既是CYP3A4的底物，亦是其抑制剂。对13种钙通道阻滞药的研究表明，具有临床意义的是盐酸尼卡地平与其他被CYP2C9和CYP3A4代谢的药物间的相互作用，其次是硝苯地平、维拉帕米、地尔硫草可使茶碱的清除率减少25%以上。大多数钙通道阻滞药可抑制环孢素的代谢，有的还可增加其生物利用度。氯沙坦与厄贝沙坦主要经CYP2C9和CYP3A4代谢为有活性的羧酸代谢物E3174，故可被氟康唑、磺胺苯吡唑（CYP2C9抑制剂）抑制其生物转化，使其血药浓度明显增加；反之，利福平（肝药酶诱导剂）可使氯沙坦的$t_{1/2}$缩短50%，进而使其疗效降低。西咪替丁可使缬沙坦的峰值浓度增加50%，但这不是经过CYP450途径所致，而是阻断H_2受体的结果，因pH降低可增加缬沙坦的胃肠道吸收。替米沙坦与地高辛联用可使地高辛的峰值浓度增加49%，谷浓度增加20%。

通过对抗高血压药物的不良反应进行分析可见，钙通道阻滞药的疗效稳定、副作用小且患者的耐受性高。ACEI单用常出现疗效不明显的情况，因此多与利尿药联用，对伴有心力衰竭、高血脂、糖尿病等并发症的患者疗效较好，但该药的副作用较明显，对妊娠期妇女和肾功能不全的患者损伤较大。因此，各类药物联用时应掌握用药原则、合理选择治疗方式：①自最小剂量开始，逐渐酌情增量；②每日使用1次缓释长效制剂稳压药物；③在明确药物相互作用的前提下，可适当采取药物联合方法。

综上所述，各类抗高血压药物均有其相应的治疗优点和耐受性，用药时应遵循逐渐增量的原则，而当单一用药疗效不佳时，应在明确患者的症状和适应证的前提下选择合理的联合用药方式。

第五节 抗高血压药物药学监护的基本原则

合理使用抗高血压药物可以提高降压效果，保持患者的血压稳定，减少心血管不良事件的发生，减少药品不良反应。合理使用抗高血压药物的关键在于根据患者的生理、病理状态选择抗高血压药物及合理的给药方案。

1. 严格掌握抗高血压药物治疗的适应证。

2. 合理选用和制订抗高血压药物治疗方案　结合患者的病情及抗高血压药物的药理学作用特点制订治疗方案,包括选用的品种、剂量、给药频次、给药时间、给药途径和疗程等。

(1)品种选择:根据患者的高血压分型、其他病理和生理特征选择抗高血压药物。

(2)给药剂量:根据患者的病理、生理特点设计个体化的给药剂量。

(3)给药时间和给药频次:根据高血压分型的时辰药理学特点及药物的体内代谢动力学确定给药时间和给药频次。

(4)给药途径:包括口服、静脉或舌下含服。

(5)疗程:原发性高血压需终身服药,不可自行停药。

3. 加强抗高血压药物的不良反应监测

(1)加强监测抗高血压药物自身导致的不良反应:与用药剂量、疗程、剂型及用法等因素相关。

(2)加强监测抗高血压药物联合应用导致的不良反应。

(3)加强监测抗高血压药物与其他药物合并使用时导致的不良反应。

4. 药物基因组学监测　不同的个体对药物降压作用的差异在某种程度上是由遗传决定的,较高的血压水平与较好的抗高血压反应相关,但这种关系对特殊的抗高血压药或药物类型无特异性,与患者的其他特征也无相关性。有报告与高加索人相比,非洲裔对利尿药和钙通道阻滞药的反应优于β受体拮抗剂和血管紧张素转换酶抑制药,与性别、年龄及体表面积等无关。国内外的大量研究证实原发性高血压是一种由环境因素与遗传因素共同决定的复杂疾病。编码参与药物转运代谢及激活或阻滞参与药物在体内发挥效应的酶、受体等的基因发生突变可能导致酶活性、受体功能等的改变,从而影响药物在体内的转运过程、代谢程度及其与作用位点的结合等,最终产生不同的效应,影响药物的降压疗效,甚至增加药物不良反应。受基因突变影响的抗高血压药物有利尿药、β受体拮抗剂、钙通道阻滞药、血管紧张素转换酶抑制药、血管紧张素Ⅱ受体拮抗剂。相关的药物基因组监测可帮助选择药物,以提高降压效果,减少药物不良反应。

(叶冬梅　吴　宁　刘　伶　陈　英)

参 考 文 献

[1]《中国高血压防治指南》修订委员会. 中国高血压防治指南 2018 年修订版 [M]. 人民卫

生出版社, 2018.

[2] 项岚, 宁桂兰, 曹褘, 等. 上海市某社区卫生服务中心 2017 年抗高血压药使用分析 [J]. 中国初级卫生保健, 2019, 33 (3): 20-22.

[3] 卢先, 王乐平, 王磊, 等. 北京市东城区老年人高血压患病率及用药状况调研 [J]. 中国继续医学教育, 2018, 10 (7): 33-34.

[4] 周荣玲. 社区服务中心高血压患者用药及血压控制情况分析 [J]. 世界最新医学信息文摘, 2018, 18 (39): 197.

[5] 丁森华, 张棉球, 陈燕双, 等. 东莞市社区高血压规范化诊疗现状与对策 [J]. 岭南心血管病杂志, 2018, 24 (4): 446-448.

[6] 李静, 李祯莹, 王伟政. 某社区原发性高血压病人联合给药情况调查 [J]. 中西医结合心脑血管病杂志, 2017, 15 (3): 374-376.

[7] 刘国存. 基层医院高血压的治疗误区及防治措施 [J]. 名医, 2019 (03): 91.

[8] 许微微. 中老年高血压患者服药情况及动态血压监测的调查分析 [J]. 中国医药指南, 2017, 15 (30): 182-183.

[9] 聂静雨, 张林峰, 陈祚, 等. 社区人群中高血压患者的用药情况分析 [J]. 中华高血压杂志, 2017, 25 (10): 956-959.

[10] 阳远舟, 黄维义. 抗高血压药物的评价与研究进展 [J]. 中外医学研究, 2016, 14 (7): 161-162.

[11] SICA D A. Rationale for fixed-dose combinations in the treatment of hypertension[J]. Drugs, 2002, 62 (3): 443-462.

[12] BARRY L. Carter antihypertensive drug interactions[J]. Drugs of Today, 2005, 41 (1): 55-63.

[13] 中国高血压防治指南修订委员会. 2004 年中国高血压防治指南（实用本）[J]. 高血压杂志, 2004, 12 (6): 483-486.

[14] FLOCKHART D A, TANUS-SANTOS J E. Implications of cytochrome P450 interactions when prescribing medication for hypertension[J]. Arch Intern Med, 2002 (162): 405-412.

第二章 抗高血压药物的药学特点与药学监护原则

第一节 临床常用抗高血压药物的分类和作用特点

一、利 尿 药

按其利尿效能或作用部位可分为 4 类：碳酸酐酶抑制剂、噻嗪类利尿药、袢利尿药、保钾利尿药。碳酸酐酶抑制剂主要包括乙酰唑胺；袢利尿药主要包括呋塞米、依他尼酸等，此类药物除用于高血压危象伴水钠潴留外，一般不作为降压药物使用；噻嗪类利尿药主要包括噻嗪类及噻嗪样利尿药，代表药为氢氯噻嗪和吲达帕胺，是用于治疗高血压的主要利尿药；保钾利尿药包括氨苯蝶啶等，此类药物除用于无肾功能不全的原发性或继发性醛固酮增多症外，一般不单独用于降压。因此，用于抗高血压的利尿药的主要代表是噻嗪类。噻嗪类利尿药主要抑制肾髓袢升支皮质部对 Na^+ 和 Cl^- 的再吸收，促进肾脏对氯化钠的排泄而发生利尿作用。噻嗪类利尿药口服 1 小时出现作用，2 小时达到高峰，可维持 12~20 小时，是一线降压药。

（一）氢氯噻嗪

1. 药效学特点

（1）对水、电解质排泄的影响：①利尿作用。尿钠、钾、氯、磷和镁等离子的排泄增加，而对尿钙的排泄减少。本类药物的作用机制主要是抑制远端小管前段和近端小管（作用较轻）对氯化钠的重吸收，从而增加远端小管和集合管的 Na^+-K^+ 交换，K^+ 分泌增多，但其作用机制尚未完全明了。本类药物都能不同程度地抑制碳酸酐酶的活性，故能解释其对近端小管的作用。本类药物还能抑制磷酸二酯酶的活性，减少肾小管对脂肪酸的摄取和线粒体氧耗，从而抑制肾小管对 Na^+、Cl^- 的主动重吸收。②降压作用。除利尿排钠作用外，可能还有肾外作用机制参与降压，可能是增加胃肠道对 Na^+ 的排泄。

（2）对肾血流动力学和肾小球滤过功能的影响：由于肾小管对水、Na^+ 的重吸收减少，肾小管内的压力升高，以及流经远曲小管的水和 Na^+ 增多，刺激致密斑通过管球反射,使肾内的肾素、血管紧张素分泌增加,引起肾血管收缩,肾血流量下降,肾小球入球和出球小动脉收缩,肾小球滤过率也下降。肾血流量和肾小球滤过率下降,以及对亨氏袢无作用是本类药物的利尿作用远不如袢利尿药的主要原因。

2. 药动学特点　口服吸收迅速但不完全,生物利用度为60%~80%,进食能增加吸收量,可能与药物在小肠内的滞留时间延长有关。口服2小时后起作用,达峰时间为4小时,作用持续时间为6~12小时。本药部分与血浆蛋白结合,蛋白结合率为40%;另有部分进入红细胞、胎盘内。$t_{1/2}$为15小时,肾功能受损者延长。本药吸收后消除相开始阶段的血药浓度下降较快,以后血药浓度下降明显减慢,可能是由于后阶段药物进入红细胞内有关,主要以原型由尿排泄。

(二)氯噻酮

1. 药效学特点　同氢氯噻嗪。

2. 药动学特点　口服吸收不完全,主要与细胞内碳酸酐酶结合,而与血浆蛋白结合很少,严重贫血时与血浆蛋白(主要是白蛋白)结合增多。口服2小时起作用,达峰时间为2小时,作用持续时间为24~72小时。$t_{1/2}$为35~50小时,本药的半衰期和作用持续时间显著长于其他噻嗪类药物的原因是由于其主要与红细胞碳酸酐酶结合,故排泄和代谢均较慢,主要以原型从尿中排泄,部分在体内被代谢,由肾外途径排泄,胆道不是主要的排泄途径。

(三)布美他尼

1. 药效学特点

(1)对水和电解质排泄的作用:能增加水钠、氯、钾、钙、镁、磷等的排泄,利尿作用为呋塞米的20~60倍。本类药物主要通过抑制肾小管袢厚壁段对NaCl的主动重吸收,抑制近端小管的Na^+,但对远端小管的Na^+无作用,故排K^+作用小于呋塞米。

(2)对血流动力学的影响:布美他尼能抑制前列腺素分解酶的活性,使前列腺素E_2的含量升高,从而具有扩张血管的作用。扩张肾血管使肾血流量尤其是肾皮质深部的血流量增加,降低肾血管阻力,也是其用于预防急性肾衰竭的理论基础。布美他尼扩张肺部容量静脉,降低肺毛细血管通透性,加上其利尿作用,使回心血量减少,左心室舒张末期压力降低,有助于急性左心衰竭的治疗。

2. 药动学特点　口服吸收迅速,较呋塞米完全。充血性心力衰竭和肾病综合征等水肿性疾病时由于肠道黏膜水肿,口服吸收率也下降,血浆蛋白结合率为94%~96%。口服和静脉用药后的作用开始时间分别为30~60分钟和数分钟,作用达峰时间分别为1~2小时和15~30分钟,作用持续时间分别为

4小时和3.5~4小时。$t_{1/2}$为60~90分钟，肝肾功能同时严重受损者延长。新生儿由于肝肾廓清能力较差，$t_{1/2\beta}$延长至4~8小时。本药的88%以原型经肾脏排泄，12%经肝脏代谢而由胆汁排泄，肾功能受损者经肝脏代谢增多。本药不被透析清除。

（四）呋塞米

1. 药效学特点

（1）对水和电解质排泄的作用：能增加水、钠、氯、钾、钙、镁、磷等的排泄。与噻嗪类利尿药不同，呋塞米等袢利尿药存在明显的剂量-效应关系。随着剂量加大，利尿效果明显增强，且药物剂量范围较大。本类药物主要通过抑制肾小管髓袢厚壁段对NaCl的主动重吸收，使管腔液的Na^+、Cl^-浓度升高，而髓质间液的Na^+、Cl^-浓度降低，使渗透压梯度差降低，肾小管浓缩功能下降，从而导致水、Na^+、Cl^-的排泄增多。由于Na^+的重吸收减少，远端小管的Na^+浓度升高。至于呋塞米抑制肾小管髓袢升支厚壁段重吸收Cl^-的机制，认为该部位存在氯泵，研究表明该部位基底膜外侧存在与Na^+、K^+-ATP酶有关的Na^+、Cl^-配对转运系统，呋塞米通过抑制该系统功能而减少Na^+、Cl^-的重吸收。另外呋塞米可能还能抑制近端小管和远端小管对Na^+、Cl^-的重吸收，促进远端小管分泌K^+。呋塞米通过抑制亨氏袢对Ca^{2+}、Mg^{2+}的重吸收而增加Ca^{2+}、Mg^{2+}的排泄。短期用药能增加尿酸排泄，而长期用药则可引起高尿酸血症。

（2）对血流动力学的影响：呋塞米能抑制前列腺素分解酶的活性，使前列腺素E_2的含量升高，从而具有扩张血管的作用。扩张肾血管使肾血流量尤其是肾皮质深部的血流量增加，降低肾血管阻力，在呋塞米的利尿作用中具有重要意义，也是其用于预防急性肾衰竭的理论基础。另外，与其他利尿药不同，袢类利尿药在肾小管液流量增加的同时肾小球滤过率不下降，可能与流经致密斑的氯离子减少，从而减弱或阻断球-管平衡有关。呋塞米能扩张肺部容量静脉，降低肺毛细血管通透性，加上其利尿作用，使回心血量减少，右心室舒张末期压力降低，有助于急性右心衰竭的治疗。由于呋塞米可降低肺毛细血管通透性，为其治疗成人型呼吸窘迫综合征提供了理论依据。

2. 药动学特点 口服吸收率为60%~70%，进食能减慢吸收，但不影响吸收率及其疗效。终末期肾脏病患者的口服吸收率降至43%~46%。充血性心力衰竭和肾病综合征等水肿性疾病时由于肠壁水肿，口服吸收率也下降，故上述情况应经肠外途径用药。本药主要分布于细胞外液中，分布容积平均为体重的11.4%，血浆蛋白结合率为91%~97%，几乎均与清蛋白结合。本药能通过胎盘屏障，并可分泌入乳汁中。口服和静脉用药后的作用开始时间分别为30~60分钟和5分钟，达峰时间分别为1~2小时和0.33~1小时，作用持续时间分别为6~8小时和2小时。$t_{1/2\beta}$存在较大的个体差异，正常人为30~60分钟,无尿患者延长至 75~155 分钟,肝肾功能同时严重受损者延长至 11~20 小时。新生儿由于肝肾廓清能力较差,$t_{1/2\beta}$ 延长至 4~8 小时。本药的 88% 以原型经肾脏排泄,12% 经肝脏代谢而由胆汁排泄,肾功能受损者经肝脏代谢增多。本药不被透析清除。

（五）托拉塞米

1. 药效学特点　托拉塞米有利尿、排 Na^+ 和排 Cl^- 的作用,但不显著改变肾小球滤过率、肾血浆流量和酸碱平衡。作用于髓袢升支粗段,干扰管腔细胞膜的 $Na^+-K^+-2Cl^-$ 同向转运体系,抑制 Cl^- 和 Na^+ 的重吸收,使管腔液中的 NaCl 浓度增高,渗透压增大,肾髓质间液中的 NaCl 减少,渗透压梯度降低,从而干扰尿的浓缩过程,使尿 Na^+、Cl^- 和水的排泄增加。人体研究也证实该药作用于该部位,对肾单元其他部位的影响尚不明确。该药的抗高血压机制与其他利尿药一样尚未完全了解,可能是由于其降低总外周阻力。

2. 药动学特点　本品口服吸收迅速,1 小时内血药浓度达峰值,生物利用度为 76%~92%。血浆蛋白结合率达 99%,表观分布容积为 0.2L/kg。经肝代谢转化,仅 20% 原型药经尿排泄。在慢性肾衰竭患者本品的肾清除率减少,但血浆总清除率不受影响（3 倍于肾清除率）。消除半衰期为 2~4 小时,连续用药 8~21 天对半衰期无明显影响。静脉注射后 10 分钟出现利尿作用,1 小时达高峰,作用维持约 6 小时。

（六）氨苯蝶啶

1. 药效学特点　本药直接抑制肾远端小管和集合管的 Na^+-K^+ 交换,从而使 Na^+、Cl^- 和水的排泄增多,而 K^+ 的排泄减少。

2. 药动学特点　本品口服吸收迅速,但不完全,生物利用度为 30%~70%。单剂口服后 2~4 小时起效,达峰时间为 6 小时,作用持续 7~9 小时。$t_{1/2}$ 为 1.5~2 小时,无尿者每日给药 1~2 次时 $t_{1/2}$ 延长至 10 小时。本品在肝脏代谢,原型药和代谢物主要由肾脏排泄,少数经胆汁排泄。

（七）吲达帕胺

1. 药效学特点　本药含有磺酰胺基,具有利尿和钙拮抗作用,为一种新的强效、长效降压药。

（1）可通过阻滞钙内流而松弛血管平滑肌,使外周血管阻力下降,产生降压效应（而其利尿作用则不能解释降压作用,因出现降压作用时的剂量远远小于利尿作用的剂量）。

（2）本药降压时对心排血量、心率及心律的影响小或无。长期用药很少影响肾小球滤过率或肾血流量。

（3）本药通过抑制远端肾小管皮质稀释段再吸收水和电解质而发挥利尿作用。

2. 药动学特点 口服吸收快而完全，1~2 小时血药浓度达高峰，生物利用度达 93%，不受食物影响。口服单剂后约 24 小时达最大降压效应，多次给药后 8~12 周达最大降压效应，作用维持 8 周。本药在肝内代谢，产生 19 种代谢产物。血浆蛋白结合率为 71%~79%。本药也与血管平滑肌的弹性蛋白结合。半衰期为 14~18 小时。约 70% 经肾排泄（其中 7% 为原型），23% 经胃肠道排出。

（八）螺内酯

1. 药效学特点 本药的结构与醛固酮相似，为醛固酮的竞争性抑制剂。作用于远曲小管和集合管，阻断 Na^+-K^+ 和 Na^+-H^+ 交换，结果 Na^+、Cl^- 和水的排泄增多，K^+、Mg^{2+} 和 H^+ 的排泄减少。由于本药仅作用于远曲小管和集合管，对肾小管的其他各段无作用，故利尿作用较弱。另外，本药对肾小管以外的醛固酮靶器官也有作用。

2. 药动学特点 本药口服吸收较好，约为 65%，生物利用度 > 90%，血浆蛋白结合率在 90% 以上，进入体内后 80% 由肝脏迅速代谢为有活性的坎利酮（canrenone），口服 1 天左右起效，2~3 天达高峰，停药后作用仍可维持 2~3 天。依服药方式不同，$t_{1/2}$ 有所差异，每日服药 1~2 次时平均为 19 小时（13~24 小时），每日服药 4 次时缩短为 12.5 小时（9~16 小时）。无活性的代谢产物从肾脏和胆道排泄，约有 10% 以原型从肾脏排泄。

二、钙通道阻滞药

钙通道阻滞药分为二氢吡啶类和非二氢吡啶类，是在通道水平上选择性地阻滞钙离子经细胞膜上的钙通道进入细胞内，减少细胞内的钙离子浓度的药物。它主要作用于心脏和血管，具有抑制钙离子内流的作用，可改变心肌、平滑肌的兴奋收缩偶联过程，松弛血管平滑肌，减轻负荷，降低血压，被广泛应用于高血压和冠心病的治疗。

（一）硝苯地平

1. 药效学特点 本品具有抑制 Ca^{2+} 内流的作用，能松弛血管平滑肌，扩张冠状动脉，增加冠状动脉血流量，提高心肌对缺血的耐受性；同时能扩张周围小动脉，降低外周血管阻力，从而使血压下降。小剂量扩张冠状动脉时并不影响血压，为较好的抗心绞痛药。用作抗高血压药，没有一般血管扩张剂常有的水钠潴留和水肿等不良反应。

2. 药动学特点 口服吸收良好，经 10 分钟生效，1~2 小时达最大效应，作用维持 6~7 小时。舌下含服作用较口服迅速。喷雾给药 10 分钟即出现降压作用，经 1 小时疗效最显著，约 3 小时后血压回升（个别可持续 11 小时）。静脉注射 10 分钟内可降低血压 21%~26%。

（二）非洛地平

1. **药效学特点** 本品为二氢吡啶类钙通道阻滞药，与尼群地平和/或其他钙通道阻滞药可逆性地竞争二氢吡啶结合位点，可阻滞血管平滑肌和人工培养的兔心房细胞的电压依赖性 Ca^{2+} 电流，并阻断 K^+ 诱导的鼠门静脉挛缩。其降压作用呈剂量依赖性，与血药浓度呈正相关。在高血压患者中，非洛地平可增加血浆去甲肾上腺素水平，减少肾小管对滤过的钠的重吸收而产生利钠和利尿作用，且不影响日常钾的排泄。对于冠心病患者，非洛地平通过扩张心外膜的动脉和小动脉而减少冠状动脉血管阻力，增加冠状动脉血流和心肌供氧量，也可有效地缓解冠状动脉痉挛。

2. **药动学特点** 10 名健康成年人口服本品 10mg 后，达峰时间（t_{max}）为 2.01 小时 ±0.63 小时，峰浓度（C_{max}）为 4.78ng/ml ±0.89ng/ml，消除相半衰期（$t_{1/2\beta}$）为 16.09 小时 ±6.07 小时。据资料文献报道，本品主要由肝脏代谢消除，约 70% 的非洛地平以代谢产物的形式从尿排出，10% 左右的药物由粪便排出。老年人的药物半衰期长约 36 小时。

（三）氨氯地平

1. **药效学特点** 本品类似于其他钙通道阻滞药，抑制血管平滑肌细胞的钙离子内流，还能抑制交感神经末梢释放去甲肾上腺素，使血浆儿茶酚胺下降，从而导致小动脉松弛和扩张。它主要作用于周围血管，也可扩张冠状动脉和肾动脉。本药与受体部位的作用发生缓慢，使其扩张血管作用平稳，因而大为减少了与其他降压药物快速血管扩张相关的不良反应。氨氯地平对心脏传导系统和心肌收缩力均无明显的抑制作用，可降低心脏负荷，逆转左室肥厚，近来有报道认为其可安全地用于心力衰竭患者。氨氯地平对血糖、血脂及血清电解质无不良影响。研究表明，氨氯地平可抑制高密度脂蛋白胆固醇受体表达，延缓动脉粥样硬化，减少胆固醇在动脉壁的沉积，还可抑制血小板凝集。

2. **药动学特点** 口服吸收缓慢，达血药浓度峰值时间为 6~12 小时。单次口服 10mg，血药峰浓度为 5ng/ml。生物利用度为 64%，表观分布容积为 21L/kg。体内维持药效的时间为 24 小时或更长，是降压药中最长的，起到良好的平稳降压的作用。一般一天服药 1 次，甚至漏服 1 次也不会引起明显的血压波动，血药浓度的峰谷波动小。大部分药物在肝脏代谢，代谢物无钙拮抗作用。在老年人及肝功能减退者中氨氯地平的消除减慢，消除半减期分别延长至 48 及 60 小时。进食不影响氨氯地平的药动学。

（四）拉西地平

1. **药效学特点** 本品为二氢吡啶类钙通道阻滞药，高度选择性地作用于平滑肌的钙通道，主要扩张周围动脉，减少外周阻力，降压作用强而持久。对心脏传导系统和心肌收缩功能无明显影响,并可改善受损肥厚左室的舒张功能,且具有抗动脉粥样硬化作用。可使肾血流量增加而不影响肾小球滤过率,可产生一过性但不明显的利尿和促尿钠排泄的作用,因此能防止移植患者出现环孢素诱发的肾脏灌注不足。

2. 药动学特点 本品口服从胃肠道吸收迅速,由于肝脏广泛首关代谢,生物利用度为 2%~9%,用更敏感的分析方法平均为 18.5%(4%~52%)。吸收后 95% 的药物与蛋白结合,主要是白蛋白及 α_1- 糖蛋白。本品经肝脏代谢,代谢产物主要为 2 种吡啶类似物及 2 种羧酸类似物,主要通过胆道从粪便排出,其粪便排泄物中基本为代谢物。代谢谷峰比 > 60%。血浆清除率为 1.1L/kg。稳态时终末 $t_{1/2}$ 为 12~15 小时。

（五）尼群地平

1. 药效学特点 本品为二氢吡啶类钙通道阻滞药,抑制血管平滑肌和心肌的跨膜钙离子内流,但以血管作用为主,故其血管选择性较强,通过引起冠状动脉、肾小动脉等全身血管的扩张而产生降压作用。

2. 药动学特点 本品口服后约 1.5 小时血药浓度达峰值。口服后 30 分钟收缩压开始下降,60 分钟后舒张压开始下降,降压作用在 1~2 小时达高峰,持续 6~8 小时。$t_{1/2}$ 为 10~22 小时。

（六）尼莫地平

1. 药效学特点 本品为二氢吡啶类钙通道阻滞药,通过有效地阻滞钙离子进入细胞内,抑制平滑肌收缩,达到解除血管痉挛的目的。由于具有很高的嗜脂性特点,因此容易透过血脑屏障。本品能有效地预防和治疗因蛛网膜下腔出血引起的脑血管痉挛所造成的脑组织缺血性损伤。此外,尚具有保护和促进记忆、促进智力恢复的作用。

2. 药动学特点 本品口服吸收快,生物利用度仅为 13%,约于 1 小时内达到峰值浓度,半衰期为 1~2 小时,彻底消除时间为 8~9 小时,95% 以上的药物与血浆蛋白结合。大部分以代谢产物的形式排出体外。本品可透过胎盘屏障,并可分泌入乳汁中。在慢性肝功能损害患者中本品的生物活性增加,其血药浓度峰值可达正常人的 2 倍。

（七）地尔硫䓬

1. 药效学特点 本品为钙通道阻滞药,在动作电位时相 2 与钙通道相结合,阻滞钙离子进入细胞内,主要选择性地作用于血管平滑肌,可扩张冠状动脉和侧支血管,增加冠状动脉流量,从而改善缺血区的血流并限制心肌梗死范围的扩大;可扩张外周血管,使血压降低,减轻心脏负荷,减少心肌做功量和耗氧量,改善心肌的能量代谢,但在治疗剂量时负性肌力作用轻微。盐酸地尔硫䓬对血管活性物质如儿茶酚胺、乙酰胆碱、组胺等具有非竞争性拮抗作用。电生理方面，在治疗剂量下，盐酸地尔硫䓬可延长房室结的有效不应期和相对不应期，使 P-R 间期、A-H 间期延长。

2. **药动学特点**　本品口服后通过胃肠道吸收较完全（达 80%），有较强的首关效应，生物利用度为 40%。在体内代谢完全，仅 2%~4% 的原药由尿液排出。血浆蛋白结合率为 70%~80%。单次口服本品 30~120mg，30~60 分钟后可在血浆中测出，2~3 小时血药浓度达峰值。单次或多次给药的血浆清除半衰期为 3.5 小时。最低有效血药浓度为 50~200ng/ml。

（八）维拉帕米

1. **药效学特点**　本品通过调节心肌传导细胞、心肌收缩细胞以及动脉血管平滑肌细胞膜上的钙离子内流发挥其药理学作用，但不改变血清钙浓度。扩张心脏正常部位和缺血部位的冠状动脉主干和小动脉，拮抗自发的和麦角新碱诱发的冠状动脉痉挛，增加冠状动脉痉挛患者的心肌氧递送，解除和预防冠状动脉痉挛。维拉帕米减少总外周阻力，降低心肌耗氧量，可用于治疗变异型心绞痛和不稳定型心绞痛。本药减少钙离子内流，延长房室结的有效不应期，减慢传导，可降低慢性心房颤动和心房扑动患者的心室率，减少阵发性室上性心动过速发作的频率。

通常维拉帕米不影响正常的窦性心律，但可导致病窦综合征患者窦性停搏或窦房传导阻滞；维拉帕米不改变正常心房的动作电位或室内传导时间，但它能降低被抑制的心房纤维去极化的振幅、速度以及传导的速度，可能缩短附加旁路通道的前向有效不应期，加速房室旁路合并心房扑动或心房颤动患者的心室率，甚至会诱发心室颤动。通过降低体循环的血管阻力而产生降压作用，一般不引起直立性低血压或反射性心动过速。减轻后负荷，抑制心肌收缩，可改善左心室的舒张功能。

2. **药动学特点**　平均 $t_{1/2}$ 为 2.8~7.4 小时，在增量期可能延长。长期口服（间隔 6 小时给药至少 10 次）$t_{1/2}$ 增加至 4.5~12 小时。老年患者的清除半衰期可能延长。

（九）尼卡地平

1. **药效学特点**　本品对冠状动脉和外周血管有很强大的扩张作用，对外周血管的扩张作用与硝苯地平相似，但扩张冠状动脉的作用更强，对脑血管也有较好的扩张作用。对心脏的抑制作用为硝苯地平的 1/10，对心脏传导无影响。

2. **药动学特点**　本品口服吸收快，口服 30mg 后生物利用度仅 35%，$t_{1/2}$ 约为 8 小时，97% 以上的药物与血浆蛋白结合。由于药动学呈非线性，剂量增加与血药浓度变化不成正比。在肝脏代谢，代谢产物无活性，约 35% 随粪便排出，60% 随尿液排出。

三、β受体拮抗剂

β受体拮抗剂根据其作用特性不同分为3类,第一类为非选择性的,作用于β$_1$和β$_2$受体,常用药物为普萘洛尔;第二类为选择性的,作用于β$_1$受体,常用药物为美托洛尔、阿替洛尔、比索洛尔等;第三类可同时作用于β和α$_1$受体,具有外周扩血管作用,常用药物为卡维地洛、拉贝洛尔。β受体拮抗剂的主要作用机制是通过抑制肾上腺素能受体,减慢心率,减弱心肌收缩力,降低血压,降低心肌耗氧量,防止儿茶酚胺对心脏的损害,改善左心室和血管的重构及功能。

(一)普萘洛尔

1. 药效学特点　本品为β受体拮抗剂,其拮抗心肌的β受体,减慢心率,抑制心脏收缩力与房室传导,使循环血流量减少,心肌耗氧量降低。

2. 药动学特点　口服后胃肠道吸收较完全,1~1.5小时血药浓度达峰值,首关效应明显,生物利用度为30%。血浆蛋白结合率为93%,$t_{1/2}$为2~3小时,主要经肾脏排泄,透析不能清除本品。

(二)美托洛尔

1. 药效学特点　本药属于无部分激动活性的β$_1$受体拮抗剂,对β$_1$受体有选择性阻断作用,无部分激动活性,无膜稳定作用。美托洛尔也能降低血浆肾素活性,对心脏有较大的选择性作用,但较大剂量时对血管及支气管平滑肌也有作用。本品可减慢心率,减少心排血量,降低收缩压;立位及卧位均可降低血压;可减慢房室传导,使窦性心律减少。

2. 药动学特点　口服吸收迅速、完全,首关效应约50%。口服后1.5小时血药浓度达峰值,由于肝代谢的关系,其血药浓度的个体差异较大。在血浆中约12%与血浆蛋白结合。能通过血脑屏障,脑脊液中的浓度约为血浆浓度的70%。本品主要以代谢物自尿排泄,$t_{1/2}$为3~4小时。服用后血压的降低与其血药浓度不呈线性关系,而心率的减少则与血药浓度呈线性关系。口服后约1小时生效,作用持续3~6小时。

(三)艾司洛尔

1. 药效学特点　本品为超短效选择性β$_1$受体拮抗剂,主要在心肌通过竞争儿茶酚胺结合位点而抑制β$_1$受体,具有减缓静息和运动心率、降低血压、降低心肌耗氧量的作用。输注本品200~300μg/(kg·min)能明显减慢清醒动物和人的静息心率,降低血压。对接受冠状动脉手术的患者,预防性使用本品能明显降低插管及手术刺激所致的高血压、心动过速及心律失常。动物实验证明艾司洛尔无内在拟交感活性,治疗剂量无明显的膜稳定作用。

2. 药动学特点　本品在体内迅速分布和消除,分布$t_{1/2}$仅2分钟,清除$t_{1/2}$

为 9 分钟,其迅速起效及较短的 $t_{1/2}$ 对于临床状况不稳定的患者可以在几分钟内达到预期的临床效果。本品在血液中经红细胞中的酯酶作用,代谢成其酸性代谢物和甲醇,24 小时末有 73%~88% 的代谢物由尿排出体外,原药仅占 2%。在肾功能不全者中半衰期延长,血药浓度增高。本品的蛋白结合率为 55%。

(四)阿替洛尔

1. 药效学特点 本品为心脏选择性 β 受体拮抗剂,无膜稳定作用,无内源性拟交感活性。通过中枢、肾上腺素能神经元阻滞、抗肾素活性以及减低心排血量等作用可降低血压,因此适用于治疗高血压。阿替洛尔由于阻滞心脏起搏点电位的肾上腺素能兴奋,故还可用于治疗心律失常。

2. 药动学特点 口服的生物利用度为 46%~60%,从胃肠道吸收迅速但不完全。口服的 t_{max} 为 2~4 小时,$t_{1/2}$ 为 6~7 小时,主要以原型自尿排出,剩余部分以原型从粪便排出体外。血液透析可清除本品。治疗高血压,口服 3 小时起效,口服 3~14 天达最大效应;治疗心绞痛,口服 3 小时起效,口服 3~6 小时达最大效应。

(五)比索洛尔

1. 药效学特点 本品为一种高选择性 $β_1$ 受体拮抗剂,无内在拟交感活性和膜稳定活性。对支气管和血管平滑肌的 $β_1$ 受体有高亲和力,对支气管和血管平滑肌及调节代谢的 $β_2$ 受体仅有很低的亲和力。因此,比索洛尔通常不会影响呼吸道阻力和 $β_2$ 受体调节的代谢效应。其在超出治疗剂量时仍具有 $β_1$ 受体选择性作用。比索洛尔无明显的负性肌力效应。对照的临床研究表明,每天 10mg 剂量的比索洛尔与每天 100mg 阿替洛尔、100mg 美托洛尔或 160mg 普萘洛尔的效果相当。

口服比索洛尔 3~4 小时后达到最大效应。由于 $t_{1/2}$ 为 10~12 小时,其效应可以持续 24 小时,通常在 2 周后达到最大抗高血压效应。

2. 药动学特点 该药从胃肠道几乎完全被吸收(＞90%)。由于肝脏首关效应很小(＜10%),故其表现出约高达 90% 的生物利用度。本品的血浆蛋白结合率约为 30%,分布容积为 5L/kg,总清除率约为 15L/h。每天 1 次给药后的血浆 $t_{1/2}$ 为 10~2 小时,在血浆中可维持 24 小时。

该药通过 2 条途径从体内排出。50% 通过肝脏代谢为无活性的代谢产物,然后从肾脏排出;剩余的 50% 以原型药的形式从肾脏排出。由于药物从肾脏和肝脏清除的比例相同,轻、中度肝肾脏功能异常患者不需要进行剂量调整。对于慢性稳定型心力衰竭伴有肝功能受损或肾功能不全的患者的药动学尚无研究。

该药的药动学呈线性,与年龄无关。

（六）卡维地洛

1. 药效学特点 该药在治疗剂量范围内兼有 α₁ 受体和非选择性 β 受体拮抗作用，无内在拟交感活性。该药拮抗突触后膜的 α₁ 受体，从而扩张血管，降低外周血管阻力；拮抗 β 受体，抑制肾脏分泌肾素，阻断肾素 - 血管紧张素 - 醛固酮系统，产生降压作用。卡维地洛降压迅速，可长时间维持降压作用。对左心室射血分数、心功能、肾功能、肾血流灌注、外周血流量、血浆电解质和血脂水平没有影响，不影响心率或使其稍微减慢，极少产生水钠潴留。

2. 药动学特点 卡维地洛口服后易于吸收，绝对生物利用度（F）为 25%~35%，有明显的首关效应，消除相半衰期（$t_{1/2\beta}$）为 7~10 小时。与食物一起服用时其吸收减慢，但对生物利用度没有明显影响，且可减少引起直立性低血压的危险性。卡维地洛为碱性的亲脂性化合物，与血浆蛋白的结合率＞98%。其稳态分布容积大约为 1.5L，血浆清除率为 500~700ml/min。卡维地洛代谢完全，其代谢产物先经胆汁再通过粪便排出，不到 2% 以原型随尿液排出。

（七）拉贝洛尔

1. 药效学特点 本品为兼有 α 受体及 β 受体拮抗作用的降压药，对 β₁ 及 β₂ 无选择作用，其阻断 α 和 β 受体的相对强度，口服时为 1：3，静脉注射时为 1：7。与单纯 β 受体拮抗剂不同，能降低卧位血压和周围血管阻力，一般不降低心排血量或每次心搏出量。对卧位患者的心率无明显变化，对立位及运动时的心率则减慢。其降压效果比单纯 β 受体拮抗剂为优。原理是阻断肾上腺素受体，放缓窦性心律，减少外周血管阻力。这种药物特别对治疗妊娠高血压综合征有疗效。

2. 药动学特点 本品的生物利用度为 18%（18 ± 5%），在老年和肝损伤患者中升高。蛋白结合率为 50%，表观分布容积为 9.4L/kg（9.4 ± 3.4L/kg）。$t_{1/2}$ 为 4.9 小时 ± 2 小时，在老年患者中延长。血浆清除率为 25ml/（kg·min）[25 ± 10ml/（kg·min）]。约有 95% 在肝中被代谢，尿原型排泄率＜5%。

四、血管紧张素转换酶抑制药

此类药物不仅能抑制肾素 - 血管紧张素系统，减轻血管收缩，降低外周阻力，以达到降压的目的；还能降低心脏前后负荷，增加肾脏血流量，减少尿蛋白，并能减缓动脉粥样硬化的发展，对靶器官具有保护作用。禁忌证相对较少。ACEI 能够改善心功能，对心血管具有保护作用。高血压伴左心室肥厚、心力衰竭、心肌梗死的患者应优先选择 ACEI，且肝、肾功能不全及老年患者不需要减量。ACEI 可改善胰岛素抵抗，故高血压合并糖尿病的患者应首选 ACEI。ACEI 与噻嗪类利尿药联用可降低卒中复发率。另外，ACEI 不影响脂质代谢，因而高血压合并高脂血症的患者可首选 ACEI 或长效 CCB。高血压伴抑郁症的患者可选 ACEI 或 CCB,不宜用利血平、特拉唑嗪或甲基多巴。临床上常用的有卡托普利、依那普利、贝那普利、培哚普利、雷米普利、福辛普利等。

(一)卡托普利

1. 药效学特点　本品具有抗高血压作用,是一种口服有效的特异性竞争性抑制剂。主要作用于肾素 - 血管紧张素 - 醛固酮系统(RAAS),抑制 RAAS 的血管紧张素转换酶(ACE),阻止血管紧张素 I 转换成血管紧张素 II,并能抑制醛固酮分泌,减少水钠潴留。对心力衰竭患者,本品能明显降低外周血管阻力、肺毛细血管楔压及肺血管阻力,增加心排血量及运动耐受时间。

2. 药动学特点　本品口服后吸收迅速,吸收率在 75% 以上。口服后 15 分钟起效,1~1.5 小时达血药峰浓度,持续 6~12 小时。蛋白结合率为 25%~30%,$t_{1/2}$ 短于 3 小时,肾损害时会产生药物潴留。降压作用为进行性的,约数周达最大治疗作用。在肝内代谢为二硫化物等。本品经肾排泄,40%~60% 以原型排出,其余为代谢物,可在血液透析时被清除。本品不能通过血 - 脑脊液屏障,可通过乳汁分泌,可以通过胎盘。

(二)依那普利

1. 药效学特点　本品为血管紧张素转换酶抑制药,口服后在肝内水解成依那普利拉而发挥作用,后者对血管紧张素转换酶的抑制作用为卡托普利的 8 倍以上。作用机制与卡托普利相同,但作用时间持久。本品降压的同时能保持心肌收缩力,不影响心排血量。在充血性心力衰竭患者能使外周血管阻力和肺毛细血管楔压降低,从而减轻心脏前后负荷,改善心功能。本品能增加肾血流量,对血糖、尿酸和胆固醇代谢无明显影响。

2. 药动学特点　口服该药后吸收约 60%,吸收不受胃肠道内食物的影响。该药吸收后在肝内水解所生成的二羧酸依那普利拉抑制血管紧张素转换酶的作用比该药强,但口服依那普利拉的吸收极差。口服该药后约 1 小时血药浓度达高峰,而依那普利拉达高峰血药浓度在 3~4 小时。多数给该药后依那普利拉的有效 $t_{1/2}$ 为 11 小时。单剂量给药后,降压作用于 1 小时开始,4~6 小时达高峰,按推荐剂量给药,降压作用可维持 24 小时以上。经肾排泄,口服剂量的 94% 左右以该药或依那普利拉存在于尿和粪便中,无其他代谢产物。肾小球滤过率减至 30ml/min 以下时,达峰时间、达稳态时间均延迟。依那普利拉可经透析清除,其速率为 62ml/min。该药不易通过血脑屏障,依那普利拉不进入脑。

(三)贝那普利

1. 药效学特点　本品为血管紧张素转换酶抑制药,在体内转换成贝那普利拉后生效。原药抑制血管紧张素转换酶活性的作用仅为后者的千分之一。

本品的特点为出现作用慢，但维持作用时间长，对心功能指标有良好的改善作用，能改善充血性心力衰竭的临床症状及运动能力。盐酸贝那普利是一种前体药，水解后生成活性物质贝那普利拉，可抑制血管紧张素转换酶（ACE）。阻止血管紧张素Ⅰ转化成血管紧张素Ⅱ，从而减低由血管紧张素Ⅱ介导的一切作用，例如收缩血管和产生醛固酮，醛固酮促进肾小管对钠和水的重吸收并提高心排血量。贝那普利可减弱因血管舒张引起的交感反射性心率增快作用。

2. 药动学特点

（1）吸收：盐酸贝那普利口服后迅速吸收，30分钟后原型贝那普利的血浆浓度达峰值。通过测定尿液中的原药与其代谢物含量，确定其吸收量至少是服药剂量的37%。盐酸贝那普利片中贝那普利拉的绝对生物利用度为静脉注射贝那普利拉溶液的生物利用度的27%。进食后服药可延迟贝那普利的吸收，但不影响吸收量和转变为贝那普利拉，故贝那普利可以在餐中或两餐间服用。在 5~20mg 的剂量范围内，贝那普利和贝那普利拉的 AUC 和血浆浓度峰值与剂量大小约成正比。但在 2~80mg 的较广剂量范围的研究中却观察到与剂量不太成比例，可能因贝那普利拉与 ACE 结合达到饱和所致。

（2）分布：贝那普利和贝那普利拉与血清蛋白（主要是白蛋白）的结合率约95%。多次给药（5~20mg，每日 1 次）动力学无变化。贝那普利无积蓄，贝那普利拉少量积蓄。其稳态 AUC 高于第 1 次服药后的 AUC 的 20%。贝那普利拉有效累积半衰期为 10~11 小时，2~3 天后达稳态。在高血压患者中，贝那普利拉的稳态血浆谷浓度与日剂量大小有关。

（3）代谢：前体药贝那普利快速完全转换成有药理活性的代谢物贝那普利拉，90 分钟后血浆浓度达峰值。肝脏中的水解酶主要参与这种转换。

（4）消除：贝那普利的药动学特点是从血浆中迅速消除（4 小时内完全消除）。贝那普利拉分 2 个阶段消除，终末消除半衰期（从第 24 小时起）提示贝那普利拉和 ACE 牢固结合。贝那普利主要经过代谢消除，贝那普利拉主要经肾和胆汁消除。肾功能正常的患者主要经肾脏消除。贝那普利拉的代谢消除是次要途径。口服盐酸贝那普利后，尿中仅发现不到 1% 的原型贝那普利，20% 以贝那普利拉的形式从尿中排出。另外 2 种代谢物为贝那普利和贝那普利拉的乙酰 - 葡萄苷酸结合物。

（5）特殊临床情况的药动学：贝那普利和贝那普利拉的药动学很少受年龄和轻、中度肾功能不全（肌酐清除率为 30~80ml/min）及肾病综合征的影响，在肝硬化所致的肝功能不全者中贝那普利拉的药动学和生物利用度均不受影响，以上这些患者均不必调整剂量。但贝那普利拉的药动学受重度肾功能不全（肌酐清除率 < 30ml/min）的影响，由于消除缓慢，蓄积较多，需要减量。即使晚期肾脏病，贝那普利和贝那普利拉仍可从血浆中消除，此时其动力学性

质与重度肾衰竭相似。非肾代谢（或胆汁清除）可代偿肾清除的不足。透析对贝那普利拉的消除无临床意义。

服用盐酸贝那普利 2 小时以后，常规的血液透析对血浆贝那普利和贝那普利拉浓度无影响，所以透析后无须补充药物。只有小部分贝那普利拉通过透析排出体外。

心力衰竭患者中贝那普利的稳态血药浓度常常高于健康人或高血压患者，这表明心力衰竭患者的血浆清除率低。因此，心力衰竭患者推荐的起始剂量要低于高血压患者。

与下列药物合用时贝那普利的药动学不受影响：氢氯噻嗪、呋塞米、氯噻酮、地高辛、普萘洛尔、阿替洛尔、硝苯地平、萘普生、阿司匹林和西咪替丁。同样，贝那普利也不影响这些药物的药动学（西咪替丁的药动学未曾研究）。

（四）培哚普利

1. 药效学特点 本品为不含巯基的强效、长效血管紧张素转换酶抑制药，在肝内代谢为有活性的培哚普利拉而起作用。血管紧张素转换酶可将血管紧张素 I 转化为血管紧张素 II，血管紧张素 II 具有明显的缩血管作用。培哚普利片可导致醛固酮分泌减少，由于缺少醛固酮的负反馈，肾素活性增高。长期服用，总外周动脉阻力降低，且优先作用于肌肉和肾血流，不伴有钠和体液潴留或反射性心动过速。与所有的血管紧张素转换酶抑制药相同，培哚普利抑制强烈肽类血管扩张物质——缓激肽降解为无活性的肽类。对于低肾素水平或正常肾素水平的患者，培哚普利均能降低血压。培哚普利以其活性成分培哚普利拉发生作用，其他代谢产物无活性。

2. 药动学特点 培哚普利口服吸收迅速，吸收量为服用剂量的 65%~70%。培哚普利水解为培哚普利拉，培哚普利拉是特异性血管紧张素转换酶抑制药。培哚普利拉的生成量受饮食的影响。血浆培哚普利拉达峰浓度的时间为 3~4 小时。血浆蛋白结合率少于 30%，而且呈浓度依赖性。连续每天 1 次服用培哚普利后，达到稳态浓度的平均时间为 4 天。有效的累积 $t_{1/2}$ 约为 24 小时。

在肌酐清除率 < 60ml/min 的患者中血浆培哚普利拉浓度显著升高，这可能是由于肾衰竭或年老的关系。在心力衰竭患者中药物的清除缓慢。

在肝硬化患者中培哚普利的动力学有所改变，母体分子的肝清除率减半，而培哚普利拉的生成量并无减少，因此不需要调整用量。

培哚普利的血液透析清除率为 70ml/min。

（五）雷米普利

1. 药效学特点 本品为一前体药，经胃肠道吸收后在肝脏水解成有活性的血管紧张素转换酶（ACE）抑制药——雷米普利拉而发挥作用。服用雷米普利可导致血浆肾活性的升高以及血管紧张素Ⅱ和醛固酮血浆浓度的下降。因为血管紧张素Ⅱ的减少，ACEI可导致外周血管扩张和血管阻力下降，从而产生有益的血流动力学效应。

2. 药动学特点　单剂量服用本药1~2小时后可以降低血压，3~6小时内达到最大效应。$t_{1/2}$约110小时。单剂量的药效通常可以持续24小时。

（六）福辛普利

1. 药效学特点　本品在肝内水解为福辛普利拉，福辛普利拉是一种竞争性的血管紧张素转换酶抑制药，使血管紧张素Ⅰ不能转化为血管紧张素Ⅱ，结果使血管阻力降低，醛固酮分泌减少，血浆肾素活性增高。福辛普利拉还抑制缓激肽的降解，也使血管阻力降低。本品扩张动脉与静脉，降低周围血管阻力或后负荷，减低肺毛细血管楔压或前负荷，也降低血管阻力，从而改善心排血量。

2. 药动学特点　本品的绝对吸收率为平均口服剂量的36%，吸收不受食物影响，在胃肠黏膜和肝脏迅速并完全水解成具有活性的福辛普利拉。达峰浓度时间与剂量无关，约在3小时达峰，与血管紧张素Ⅰ升压反应的最大抑制作用相一致，给药后3~6小时抑制作用达高峰。

肝肾功能正常的高血压患者接受重复剂量的本品，福辛普利拉的有效累积$t_{1/2}$平均为11.5小时。心力衰竭患者的有效$t_{1/2}$为14小时。福辛普利拉的蛋白结合率很高（>95%），分布容积相对较小，与血中的细胞成分的结合率可忽略不计。本品可通过肝和肾两种途径消除，与其他ACEI不同，肝或肾功能不全的患者可通过替代途径代偿排泄。

（七）赖诺普利

1. 药效学特点　本品为依那普利拉的赖氨酸衍生物，具强力的血管紧张素转换酶抑制作用。其特点为在体内不经肝脏转化即可产生药理效应，作用出现迟，但维持作用时间长而平稳，是新一代血管紧张素转换酶抑制药。赖诺普利可抑制血管紧张素转换酶（ACE），后者可催化血管紧张素Ⅰ转换为血管收缩肽，即血管紧张素Ⅱ。血管紧张素Ⅱ可刺激肾上腺皮质分泌醛固酮。抑制ACE可使血管紧张素Ⅱ的浓度降低，从而使升压作用及醛固酮分泌下降。后者的降低导致血清钾的升高。赖诺普利主要通过抑制肾素-血管紧张素-醛固酮系统降低血压，同时赖诺普利亦对低肾素依赖性高血压有降压作用。ACE和可以降解缓激肽的激肽酶Ⅱ相同，但增加血液内的缓激肽（一种血管扩张肽）水平是否与赖诺普利的降压功能有关仍待阐明。

2. 药动学特点　口服吸收的达峰时间为6~8小时，生物利用度为25%，饮食不影响吸收及生物利用度，连续给药3~4日可达稳态血药浓度。该药在体内不被代谢，亦不与血浆蛋白结合。主要从肾脏排泄，肾清除率达 100ml/min。消除 $t_{1/2}$ 为 12.6 小时，严重肾功能减退者的消除 $t_{1/2}$ 延长至 40 小时以上，可发生体内蓄积，蓄积的原药可经透析去除。在老年人中达峰时间延长。在充血性心力衰竭患者中，本品的生物利用度、表观分布容积及清除率均下降。

五、血管紧张素Ⅱ受体拮抗剂

在调节血压的作用于肾素 - 血管紧张素 - 醛固酮系统（RAAS）的药物中，血管紧张素Ⅱ（AngⅡ）受体拮抗剂是作用最直接的药物，具有良好的降压作用，其直接阻断 AngⅡ 分子与相应受体的结合达到抗高血压的作用。本类药物在保护靶器官方面已得到广泛应用，还具有长效、高效、低毒等特点。目前应用于临床的药物有氯沙坦、缬沙坦、厄贝沙坦、坎地沙坦和替米沙坦等。

（一）氯沙坦

1. 药效学特点　本品为血管紧张素Ⅱ受体（AT_1 受体）拮抗剂，可阻断内源性及外源性血管紧张素Ⅱ所产生的各种药理作用（包括促使血管收缩、醛固酮释放等作用）；可选择性地作用于 AT_1 受体，不影响其他激素受体或心血管中的重要离子通道的功能，也不抑制降解缓激肽的血管紧张素转换酶（激肽酶Ⅱ），不影响血管紧张素Ⅱ及缓激肽的代谢过程。

2. 药动学特点　本品口服吸收良好，生物利用度约为 33%，口服剂量的 14% 经肝脏首关效应后转化为更具有活性的代谢物 EXP3174，而该药抑制大部分血管紧张素Ⅱ的效果与 EXP3174 有关，EXP3174 与 AT_1 受体的亲和力比原药大 10 倍，且抑制 AngⅡ 的升压反应是原药的 5~20 倍。氯沙坦原药与代谢产物的药动学不同，血药浓度达峰时间原药为 0.25~2 小时，而 EXP3174 为 3~4 小时；消除半衰期原药为 2 小时，而 EXP3174 为 6~9 小时；氯沙坦原药及 EXP3174 与血浆蛋白的结合率均高达 98% 以上，均经尿和胆汁排泄。

（二）缬沙坦

1. 药效学特点　本品为一种口服有效的特异性血管紧张素Ⅱ受体拮抗剂，它选择性地作用于 AT_1 受体亚型，AT_1 受体亚型对血管紧张素Ⅱ的抑制作用产生反应，AT_2 受体亚型与心血管作用相反，缬沙坦对 AT_1 受体没有任何部分激动药的活性。缬沙坦与 AT_1 受体的亲和力比 AT_2 受体强 20 000 倍。ACE 将血管紧张素Ⅰ转化为血管紧张素Ⅱ，并降解缓激肽。血管紧张素Ⅱ受体拮抗剂缬沙坦对 ACE 没有抑制作用，不引起缓激肽和 P 物质潴留，所以不会引起咳嗽。

2. 药动学特点　缬沙坦口服吸收很快，其吸收量差异很大，平均绝对生物利用度为 23%（23% ± 7%），在研究剂量范围内其药动学曲线呈线性。每天服用 1 次时很少引起蓄积，在男性和女性中的血浆浓度相似。进餐时服用缬沙坦，使 AUC 减少 48%，血药浓度峰值（C_{max}）减少 59%。无论是否进餐时服用，8 小时后的血药浓度相似。AUC 或 C_{max} 减少对临床疗效无明显影响，缬沙坦可以进餐时或空腹服用。缬沙坦绝大部分（94%~97%）与血浆蛋白结合（主要是白蛋白），1 周内达稳态，稳态时容积约为 17L，与肝血流量（30L/h）相比，血浆清除速度相对较慢（大约 2L/h）。缬沙坦以多指数衰变动力学代谢（相对半衰期 < 1 小时，终末半衰期约 9 小时）。缬沙坦主要以原型排泄，70% 随粪便排出，30% 随尿排出。

（三）厄贝沙坦

1. 药效学特点　本品为血管紧张素 Ⅱ（Ang Ⅱ）受体抑制剂，能抑制 Ang Ⅰ 转化为 Ang Ⅱ，能特异性地拮抗血管紧张素转换酶 Ⅰ 受体（AT_1 受体），对 AT_1 受体的拮抗作用比 AT_2 受体大 8500 倍，通过选择性地阻断 Ang Ⅱ 与 AT_1 受体的结合，抑制血管收缩和醛固酮的释放而产生降压作用。本品不抑制血管紧张素转换酶（ACE）、肾素、其他激素受体，也不抑制与血压调节和钠平衡有关的离子通道。

2. 药动学特点　口服给药后，厄贝沙坦吸收良好，其绝对生物利用度为 60%~80%，进食不会明显影响其生物利用度。血浆达峰时间为 1~1.5 小时，消除半衰期为 11~15 小时，3 天内达稳态。厄贝沙坦通过葡糖醛酸化或氧化代谢，体外研究表明主要由细胞色素酶 CYP2C9 氧化。本品及代谢物经胆道和肾脏排泄。厄贝沙坦的血浆蛋白结合率约为 90%。厄贝沙坦的药动学在 10~600mg 范围内显示线性和剂量相关性。

（四）坎地沙坦

1. 药效学特点　本品为一种强效、长效的 AT_1 受体拮抗剂，其化学结构同氯沙坦相似，均为联苯四唑类，与 AT_1 受体拮抗的方式为非竞争性拮抗。同所有的 AT_1 受体拮抗剂一样，坎地沙坦通过选择性地阻断 Ang Ⅱ 与受体结合而产生一系列药理作用。坎地沙坦对 AT_1 受体的亲和力最强，高于 AT_2 受体 10 000 倍，其代谢产物拮抗 Ang Ⅱ 的升压作用比氯沙坦高 48 倍。该药不抑制血管紧张素转换酶，也不阻断其他与心血管调节有关的受体和离子通道。

2. 药动学特点　坎地沙坦为前体药物，在体内通过酯化水解作用而转化为有药理活性的 TV-11974。生物利用度为 34%~56%，高脂饮食不影响其生物利用度。与血浆蛋白高度结合，结合率达 99.5%。用药后血浆浓度在 3~4 小时达到高峰，排泄主要经尿及粪便（经胆汁）排出。其原药和代谢物的 $t_{1/2}$ 分别为 3.5~4 小时与 3~11 小时。

（五）替米沙坦

1. 药效学特点　本品为非肽类 ARB，其化学结构为非联苯四唑类，竞争

性或混合性地拮抗 AT_1 受体，且结合具有高度的选择性和不可逆性。替米沙坦对 AT_1 受体的亲和力远大于 AT_2 受体，约 3000 倍，因此可选择性地阻断血管紧张素 Ⅱ 与许多组织中的 AT_1 受体结合，从而阻断血管紧张素 Ⅱ 收缩血管和分泌醛固酮的作用，但不影响心血管系统调节中的其他受体。各种高血压动物模型口服本品后的降压作用呈剂量依赖性，可减轻大鼠心肌肥厚的小动脉性肾硬化。

2. 药动学特点 口服吸收迅速，血药浓度在服药后的 30~60 分钟达到峰值，进食可轻度减少其生物利用度。本品的绝对生物利用度呈剂量依赖性，平均为 50%。与血浆蛋白高度结合，达 99.5%。药物几乎完全（97%）以原型经粪便排泄，仅有少量经尿液排出。

六、其他降压药

其他降压药还包括 α 受体拮抗剂、直接肾素抑制剂、硝酸酯类药物、中枢性降压药等。

（一）α 受体拮抗剂

α 受体分为 $α_1$ 和 $α_2$ 受体，能同时阻断这 2 个受体的药物称为非选择性 α 受体拮抗剂，而选择性 α 受体拮抗剂主要作用于 $α_1$ 受体，目前尚无用于临床的 $α_2$ 受体拮抗剂。作用于中枢的 α 受体拮抗剂由于其不良反应较明显，目前已很少使用。主要作用于外周的 α 受体拮抗剂常用的有哌唑嗪、乌拉地尔等。非选择性 α 受体拮抗剂目前有酚苄明、酚妥拉明及吲哚拉明，这类药在降低血压的同时，阻断 $α_2$ 受体而导致增加神经元的去甲肾上腺素释放，可引起心肌收缩力增强及心率加快；并部分对抗它阻断突触后 $α_1$ 受体的降压效应，这一不足之处限制了此类药的推广，除用于嗜铬细胞瘤引起的高血压以外，一般不用于高血压患者。选择性 $α_1$ 受体拮抗剂以哌唑嗪为代表，还包括特拉唑嗪、乌拉地尔等。这类药对 $α_1$ 受体有高选择性的阻断作用，不阻断突触前膜的 $α_2$ 受体，故减少了心动过速的发生。对于利尿药、β 受体拮抗剂、钙通道阻滞药、血管紧张素 Ⅱ 受体拮抗剂足量应用后仍不能满意控制血压的患者，可考虑联合应用选择性 $α_1$ 受体拮抗剂。$α_1$ 受体拮抗剂一般不单独用于治疗高血压，该药最大的优点是没有明显的代谢作用，可用于合并糖尿病、周围血管病、哮喘病及高脂血症的高血压患者。

1. 酚妥拉明

（1）药效学特点：本品为短效 α 受体拮抗剂，对 $α_1$ 和 $α_2$ 受体的亲和力相同，静脉注射能使血管扩张，外周血管阻力降低，血压下降，肺动脉压下降尤为明显。由于血管舒张、血压下降而反射性兴奋心脏，加上该药可阻断去甲肾上腺素能神经末梢突触前膜的 $α_2$ 受体，促进去甲肾上腺素释放，致使心肌收缩力增强、心率加快及心排血量增加,有时可致心律失常,亦可翻转肾上腺素的升压作用。

(2)药动学特点:口服吸收快,但肝脏首关效应强,生物利用度低。约 30 分钟血药浓度达峰值,作用维持 3~4 小时。降压作用分别在静脉注射后 2 分钟或肌内注射后 15~20 分钟产生,维持时间分别为 10~15 分钟或 3~4 小时,其静脉注射和肌内注射后的 t_{max} 分别为 5 和 20 分钟。注射的效力比口服强 4 倍。体内代谢迅速,主要由尿排泄。

2. 酚苄明

(1)药效学特点:本品为长效 α 受体拮抗剂,可阻断 $α_1$ 和 $α_2$ 受体,舒张血管,降低外周血管阻力,明显降低血压,其作用强度与血管受去甲肾上腺素能神经抑制的程度有关。如处于静卧和休息的正常人,酚苄明的扩张血管和降压作用往往不明显或表现为舒张压略下降。当交感神经张力高、血容量低或直立时,则可引起明显的降压作用和心率加快,后者系由于血压下降引起的反射作用及阻断突触前膜 $α_2$ 受体的结果。

(2)药动学特点:口服后数小时开始起作用,作用可持续 3~4 天。$t_{1/2}$ 约 24 小时。本品在肝内代谢,大部分药物于 24 小时内从肾及胆汁排出。

3. 吲哚拉明

(1)药效学特点:本品为 α 受体拮抗剂,能选择性地竞争周围血管突触后的 α 受体,使周围血管平滑肌松弛,血压下降。此外,本品还有局部麻醉作用,使心肌细胞的膜稳定性增加,故不产生类似于其他受体拮抗剂的代偿反射性心率加快现象。本品还具有膜稳定作用。口服可使血管舒张和血压降低,可单独或与利尿药合用治疗轻、中度高血压,也可治疗偏头痛。

(2)药动学特点:口服易吸收,1~2 小时后血药浓度达峰值。与血浆蛋白的结合率为 92%。有明显的首关效应。

4. 哌唑嗪

(1)药效学特点:本品为选择性突触后 $α_1$ 受体拮抗剂,能同时扩张阻力血管和容量血管。对突触前的 $α_2$ 受体无明显作用,故不引起反射性心动过速及肾素分泌增加等作用。本品能同时降低心脏前后负荷,这是其用于治疗顽固性充血性心力衰竭的药理基础。本品对血脂代谢有良好影响,能降低 LDL-C 和增加 HDL-C,对尿酸、血钾及糖代谢无不良作用,对哮喘发作有轻度缓解作用。

(2)药动学特点:口服吸收完全,生物利用度为 50%~85%,蛋白结合率高达 97%。$t_{1/2}$ 为 2~3 小时,心力衰竭时可长达 6~8 小时。本品口服后 2 小时起降压作用,血药浓度达峰时间为 1~3 小时,持续作用 10 小时。本药主要在肝内代谢,随胆汁与粪便排泄,尿中仅占 6%~10%,5%~11% 以原型排出,其余以代谢产物排出。心力衰竭时清除率比正常人慢。本品不能被透析清除。

5. 乌拉地尔

（1）药效学特点：本品对突触后膜的 α_1 受体具有阻断作用，并具轻微的 β_1 受体拮抗活性及对突触前 α_2 受体的阻断作用，兼有类似于可乐定的中枢性降压作用，降低外周阻力，降低血压，在降压的同时不会引起反射性心动过速，而心排血量略增加或不变，肾、脾血流增加。本品还能使充血性心力衰竭患者的外周血管阻力、肺动脉压和左心室舒张末压降低，每搏指数和心脏指数增加，改善充血性心力衰竭患者的血流动力学，以 $4\mu g/(mg \cdot min)$ 持续静脉滴注本品 2 小时后外周阻力下降 33%、心排血量增加 29%，而心率不变。研究表明，本品能抑制各种刺激诱发的血小板聚集，尤其对肾上腺素诱发的血小板聚集更为有效。本品尚可降低心脏前后负荷和平均肺动脉压，改善心排血量，降低肾血管阻力，对心率无明显影响。

（2）药动学特点：口服吸收迅速、良好，生物利用度为 72%，t_{max} 为 4~6 小时，C_{max} 为 104~232$\mu g/L$，V_d 为 0.58~1.16L/kg。呈双相 $t_{1/2}$，$t_{1/2\alpha}$ 为 35 分钟，$t_{1/2\beta}$ 为 2.7 小时，终末 $t_{1/2}$ 为 4.7 小时。血浆蛋白结合率为 80%。本品在肝代谢，主要代谢产物为 P- 羟化代谢物及 O- 脱甲基和 N- 脱甲基衍生物，其代谢物（50%~70%）和原型药物（15%）从尿液排泄。老年和肝硬化患者均可使本品的 $t_{1/2}$ 延长。本品缓释胶囊口服 30mg 后，t_{max} 为 4~6 小时，C_{max} 为 166$\mu g/L$，作用持续 6~12 小时。

（二）硝普钠

1. 药效学特点　本品为一种速效和短时作用的血管扩张药，对动脉和静脉平滑肌均有直接扩张作用，但不影响子宫、十二指肠或心肌的收缩，改变局部血流分布不多。血管扩张使周围血管阻力减低，因而有降血压作用。血管扩张使心脏前后负荷均减低，心排血量改善，故对心力衰竭有益。后负荷减低可减少瓣膜关闭不全时主动脉和左心室的阻抗而减轻反流。

2. 药动学特点　静脉滴注后立即达血药浓度峰值，其水平随剂量而定。在肝脏内氰化物代谢为硫氰酸盐，代谢物无扩张血管活性；氰化物也可掺入维生素 B_{12} 的代谢过程中。本品给药后几乎立即起作用并达作用高峰，静脉滴注停止后作用维持 1~10 分钟。在肾功能正常者中其 $t_{1/2}$ 为 7 天（由硫氰酸盐测定），肾功能不良或血钠过低时延长。经肾排泄。

（三）硝酸酯类药物

1. 硝酸甘油

（1）药效学特点：硝酸甘油主要松弛血管平滑肌，释放 NO，激活鸟苷酸环化酶，使平滑肌和其他组织内的环鸟苷酸（cGMP）增多，导致肌球蛋白轻链去磷酸化，调节平滑肌收缩状态，引起血管扩张。硝酸甘油扩张动、静脉血管床,以扩张静脉为主,其作用强度呈剂量相关性。外周静脉扩张,使血液潴留在外周,回心血量减少,左心室舒张末压(前负荷)降低。扩张动脉使外周阻力(后负荷)降低。动、静脉扩张心肌耗氧量减少,缓解心绞痛。对心外膜冠状动脉分支也有扩张作用。治疗剂量降低收缩压、舒张压和平均动脉压,有效冠状动脉灌注压常能维持,但血压过度降低或心率增快使舒张期充盈时间缩短时,有效冠状动脉灌注压则降低。可使增高的中心静脉压与肺毛细血管楔压、肺血管阻力与体循环血管阻力降低。心率通常稍增快,可能是血压下降的反射性作用。心脏指数可增加、降低或不变。左心室充盈压和外周阻力增高伴心脏指数低的患者,心脏指数可能会有增高;相反,左心室充盈压和心脏指数正常者,静脉注射用药可使心脏指数稍有降低。

(2)药动学特点:静脉滴注即刻起效,而口服因肝脏首关效应,生物利用度仅为 8%。舌下给药 2~3 分钟起效,5 分钟达到最大效应,血药浓度峰值为 2~3ng/ml,作用持续 10~30 分钟,$t_{1/2}$ 为 1~4 分钟。血浆蛋白结合率约为 60%。主要在肝脏代谢,中间产物为二硝酸盐和单硝酸盐,终产物为甘油。2 种主要活性代谢产物 1,2- 二硝酸甘油和 1,3- 二硝酸甘油与母体药物相比,作用较弱,半衰期更长,代谢后经肾脏排出。

2. 硝酸异山梨酯

(1)药效学特点:硝酸异山梨酯在体内代谢生成单硝酸异山梨酯,后者释放 NO,NO 与内皮舒张因子相同,激活鸟苷酸环化酶,使平滑肌细胞内的 cGMP 增多,从而松弛血管平滑肌,使外周动脉和静脉扩张,对静脉的扩张作用更强。静脉扩张使血液潴留在外周,回心血量减少,左心室舒张末压和肺毛细血管楔压(前负荷)减低。动脉扩张使外周血管阻力、收缩期动脉压和平均动脉压(后负荷)减低。冠状动脉扩张使冠状动脉灌注量增加。总的效应是降低心肌耗氧量,增加缺血区供血,缓解心绞痛。

(2)药动学特点:硝酸异山梨酯口服吸收完全,平均生物利用度约 25%,口服为 30%,舌下为 40%~60%,肝脏首关效应明显。血药浓度达峰时间在服药后的 1 小时,一次用药作用持续 2~4 小时。吸收后的分布容积为 2~4L/kg,清除率为 2~4L/min,$t_{1/2}$ 约 1 小时。脱硝基后生成 2- 单硝酸酯和 5- 单硝酸酯,两者均有生物活性。5- 单硝酸酯的活性更强,半衰期为 5 小时,在血清中脱硝基后形成异山梨醇和右旋山梨醇,由尿中排出,此外 25% 以葡糖醛酸的形式排出,2% 以原型排出,粪便中排出 < 1%。5- 单硝酸酯的代谢产物均无扩血管作用。经静脉给药,迅速分布至全身,在心脏、脑组织和胰腺中的含量较高,在脂肪组织、皮肤、大肠、肾上腺和肝脏中的含量较低,血浆蛋白结合率低。至肝脏时,大部分药迅即被代谢成活性产物 2- 单硝酸异山梨酯和 5- 单硝酸异山梨酯。肾脏是其主要排泄途径,其次为胆汁排泄。

3. 单硝酸异山梨酯

（1）药效学特点：单硝酸异山梨酯（ISMN）为二硝酸异山梨酯的主要生物活性代谢物，与其他有机硝酸酯一样，主要药理作用是松弛血管平滑肌。ISMN 释放 NO，NO 与内皮舒张因子相同，激活鸟苷酸环化酶，使平滑肌细胞内的 cGMP 增多，从而松弛血管平滑肌，使外周动脉和静脉扩张，对静脉的扩张作用更强。静脉扩张使血液潴留在外周，回心血量减少，左心室舒张末压和肺毛细血管楔压（前负荷）减低。动脉扩张使外周血管阻力、收缩期动脉压和平均动脉压（后负荷）减低。冠状动脉扩张使冠状动脉灌注量增加。总的效应是降低心肌耗氧量，增加缺血区供血，缓解心绞痛。

（2）药动学特点：口服普通片剂在胃肠道内完全吸收，无肝脏首关效应，生物利用度近 100%，血清浓度达峰时间在服药后的 30~60 分钟，作用时间约 6 分钟，平均清除半衰期为 4~5 小时。静脉注射后约 9 分钟内分布到总体液中，分布容积为 0.6~0.7L/kg。ISMN 的蛋白结合率＜5%，老年人、肝功能或肾功能损害及心功能不全患者的清除率与健康年轻人无区别。ISMN 在血清中脱硝基后形成异山梨醇（大约 37%）和右旋山梨醇（大约 7%），由尿中排出，此外 25% 以葡糖醛酸的形式排出，2% 以原型排出，粪便中排出＜1%。ISMN 的代谢产物均无扩血管作用。

（四）中枢性降压药

1. 可乐定

（1）药效学特点：本品为 α 受体激动剂。可乐定直接激动下丘脑及延髓的中枢突触后膜 α_2 受体，使抑制性神经元激动，减少中枢交感神经冲动传出，从而抑制外周交感神经活动。可乐定还激动外周交感神经突触前膜的 α_2 受体，增强其负反馈作用，减少末梢神经释放去甲肾上腺素，降低外周血管和肾血管阻力，减慢心率，降低血压。肾血流和肾小球滤过率基本保持不变。直立性症状较轻或较少见，很少发生直立性低血压。

（2）药动学特点：可乐定易于吸收，口服时吸收 70%~80%，很快分布至各器官，然后进入脑组织。口服后 30~60 分钟发生作用，2~4 小时达高峰，持续 8 小时。血药浓度 3~5 小时达峰值。在肝内代谢，65% 以原型药经肾脏排出，20% 经肝肠循环由胆汁排出。

缓慢静脉注射后可在 10 分钟内产生降压作用，最大作用在注射完后的 30~60 分钟，持续 3~7 小时，产生降压作用前可出现短暂的高血压现象。本药很快分布到各器官，组织内的药物浓度比血浆中高，能通过血脑屏障蓄积于脑组织内。蛋白结合率为 20%~40%。消除半衰期为 12.7 小时（6~23 小时），肾功能不全时延长。表观分布容积为（2.1±0.4）L/kg。肌酐清除率为（3.1±1.2）ml/（min·kg）。在肝脏代谢，约 50% 的吸收剂量经肝内转化，大多以原型经肾排泄。

2. 利血平

（1）药效学特点：本品为抗去甲肾上腺素能神经的抗高血压药，通过耗竭周围交感神经末梢的去甲肾上腺素，心、脑及其他组织中的儿茶酚胺和 5- 羟色胺贮存耗竭达到抗高血压、减慢心率和抑制中枢神经系统的作用。降压作用主要通过减少心排血量和降低外周阻力、部分抑制心血管反射实现。减慢心率的作用对正常心率者不明显，但对于窦性心动过速者则明显。利血平作用于下丘脑部位产生镇静作用，但无致嗜睡和麻醉作用，不改变睡眠时的脑电图，可缓解高血压患者的焦虑紧张和头痛。

（2）药动学特点：利血平口服后迅速从胃肠道吸收，分布到主要脏器，包括脑组织，生物利用度（F）为 30%~50%。给药后的 2~4 小时达血药浓度峰值，血浆蛋白结合率高达 96%。起效慢，需数天至 3 周，3~6 周达降压高峰。肌内注射利血平 4 小时后降压作用达高峰，持续 10 小时；静脉推注后 1 小时起降压作用。代谢迟缓，停药后作用可持续 1~6 周，分布相半衰期和消除相半衰期分别为 4.5 小时和 45~168 小时，严重肾衰竭（无尿）者可达 87~323 小时。利血平在肝脏通过水解反应代谢，并缓慢地经粪便和尿液排出体外。单剂服药 4 天后，约 8% 的药物以代谢物的形式从尿中排出，60% 则主要以原型从粪便中排出。

（五）硫酸镁

1. 药效学特点　镁离子可抑制中枢神经的活动，抑制运动神经肌肉接头处的乙酰胆碱释放，阻滞神经肌肉连接处的传导，降低或解除肌肉收缩作用；同时对血管平滑肌有舒张作用，使痉挛的外周血管扩张，降低血压，因而对子痫有预防和治疗作用；对子宫平滑肌收缩也有抑制作用，可用于治疗早产。

2. 药动学特点　硫酸镁肌内注射后 20 分钟起效，静脉注射几乎立即起作用，作用持续 30 分钟。

（1）治疗先兆子痫和子痫的有效血镁浓度为 2~3.5mmol/L。

（2）治疗早产的有效血镁浓度为 2.1~2.9mmol/L，个体差异较大。

肌内和静脉注射后药物均由肾脏排出，排出的速度与血镁浓度和肾小球滤过率相关。

第二节　常用抗高血压药物的药学特点

一、药动学参数

各类抗高血压药物的药动学参数见表 2-1 至表 2-6。

表 2-1　利尿药的药动学参数

药动学参数	氢氯噻嗪	吲达帕胺
生物利用度 /%	65~75	93
蛋白结合率 /%	58 ± 17	71~79
表观分布容积 /（L/kg）	0.83 ± 0.31	0.86~1.57
半衰期 /h	2~15	14~18
尿原型排泄率 /%	> 95	7
血浆清除率 /[ml/（kg·min）]	4.9 ± 1.1	—

表 2-2　钙通道阻滞药的药动学参数

药效学参数	硝苯地平	氨氯地平	维拉帕米
生物利用度 /%	50 ± 13	74 ± 17	22 ± 8
蛋白结合率 /%	96 ± 1	93 ± 1	90 ± 2
表观分布容积 /（L/kg）	0.78 ± 0.22	16 ± 4	5.0 ± 2.1
半衰期 /h	2.5 ± 1.3	39 ± 8	4.0 ± 1.5
尿原型排泄率 /%	< 1	10	< 3
血浆清除率 /[ml/（kg·min）]	7.0 ± 1.8	5.9 ± 1.5	15 ± 6
治疗剂量范围 /（ng/ml）	47 ± 20	—	80~300

表 2-3　β 受体拮抗剂的药动学参数

药动学参数	普萘洛尔	美托洛尔	比索洛尔	拉贝洛尔
生物利用度 /%	26 ± 10	38 ± 14	85~91	18 ± 5
蛋白结合率 /%	87 ± 6	11 ± 1	30~35	50
表观分布容积 /（L/kg）	4.3 ± 0.6	4.2 ± 0.7	3.2 ± 0.5	9.4 ± 3.4
半衰期 /h	3~5	3~4	8.2~12	4.9 ± 2.0
尿原型排泄率 /%	< 0.5	10 ± 3	50~60	< 5
血浆清除率 /[ml/（kg·min）]	11.4~17.1	15 ± 3	3.7 ± 0.7	25 ± 10
治疗剂量范围 /（ng/ml）	20	50~100	—	—
首关效应 /%	60~70	50~60		
肾排泄率 /%	> 90	> 5	50	< 90

表 2-4 血管紧张素转换酶抑制药的药动学参数

药动学参数	卡托普利	培哚普利	贝那普利
生物利用度 /%	65~75	65~70	37
蛋白结合率 /%	30 ± 6	60	95~97
表观分布容积 /(L/kg)	0.81 ± 0.18	0.22	0.12
半衰期 /h	2.2 ± 0.5	0.8~1	0.6
尿原型排泄率 /%	40~50	3~10	< 1
血浆清除率 /[ml/(kg · min)]	12.0 ± 1.4	3.1~5.2	0.3~0.4
治疗剂量范围 /(μg/ml)	0.05~0.5	—	—
起效 /时程 /h	0.25/ 剂量相关	1/24	
最大降压效果 /h	1~1.5	3~7	

表 2-5 血管紧张素 Ⅱ 受体拮抗剂的药动学参数

药动学参数	缬沙坦	氯沙坦	厄贝沙坦
生物利用度 /%	25(10~35)	33	—
蛋白结合率 /%	95(94~97)	98	—
表观分布容积 /(L/kg)	0.24	0.49	—
半衰期 /h	6	1.5~2.5	6~9(代谢旺盛)
尿原型排泄率 /%	< 13	4	—
血浆清除率 /[ml/(kg · min)]	0.48	8.6	—

表 2-6 α 受体拮抗剂的药动学参数

药动学参数	哌唑嗪
生物利用度 /%	48~68
蛋白结合率 /%	95 ± 1
表观分布容积 /(L/kg)	0.6 ± 0.13
半衰期 /h	2.9 ± 0.8
尿原型排泄率 /%	< 1
血浆清除率 /[ml/(kg · min)]	3.0 ± 0.3

二、不 良 反 应

(一)利尿药

1. 低钾血症 是服用利尿药最常见的不良反应,尤其是氢氯噻嗪、吲达帕胺。

2. 血尿酸增高 在服用噻嗪类利尿药及吲达帕胺时易见血尿酸升高的症状,并常伴有血肌酐升高。少数患者可诱发尿酸性肾病、痛风。

3. 勃起功能障碍及性欲减退 尤其是氢氯噻嗪。

4. 其他不良反应 耳毒性、低钠血症、高钙血症、血糖升高、极低密度脂蛋白升高及高密度脂蛋白降低等。利尿药在较大剂量使用时可致血糖、血脂代谢紊乱,可减少剂量,减少剂量后这类不良反应可获得控制。

(二)钙通道阻滞药

1. 反射性心动过速 钙通道阻滞药可激活交感神经系统的活性,从而诱发心动过速。

2. 水肿现象 较常见,多发生在胫前及踝部。

3. 神经系统不良反应 临床常见头痛、头晕等。

(三)β受体拮抗剂

常用的β受体拮抗剂有拉贝洛尔、美托洛尔、比索洛尔等。β受体拮抗剂可降低心排血量,抑制交感神经活性。大剂量服用可能诱发或加重支气管痉挛、心力衰竭、心动过缓、性功能勃起障碍等不良反应。个别患者甚至会引发自我迫害、自杀心态。长期用药患者不可突然停药,须逐渐减少剂量,一般需经过8~11天,尤其是冠心病患者,停药过急可突发室性心动过速、心肌梗死。常见的不良反应如下:

1. 中枢神经系统反应 幻觉、失眠、多梦以及抑郁等症状在服用β受体拮抗剂的患者中较常见,尤其是服用普萘洛尔、美托洛尔等脂溶性强的药物。

2. 支气管痉挛 所有β受体拮抗剂都可诱发其支气管痉挛,所以针对有支气管哮喘、支气管炎史的患者在选择服用β受体拮抗剂时必须慎重。

3. 心动过缓 β受体拮抗剂可导致心动过缓,所以有不完全性或完全性房室传导阻滞的患者在选择服用β受体拮抗剂时必须慎重。

4. 肢端循环障碍 患者出现肢端循环障碍较少见,少数患者会出现肢体温度降低的症状,在极少数症状严重的患者中可见发绀、肢体坏疽现象。由于β受体拮抗剂可降低心排血量和引起外周血管痉挛,所以有血管疾病的患者在选择服用β受体拮抗剂时必须慎重。

5. 其他不良反应 β受体拮抗剂也可诱发和加重心功能障碍、勃起功能障碍、影响糖脂代谢等不良反应。某些患者在长时间使用 β 受体拮抗剂后会出现自身免疫反应,但极少见。

(四)血管紧张素转换酶抑制药

1. 咳嗽　是服用 ACEI 后常见的不良反应,临床发生率较高,常见于女性患者和老年人。尤其是服用卡托普利、贝那普利。

2. 首剂低血压　患者在服用口服吸收快速、生物利用度高的 ACEI 时常见首剂低血压症状,尤其是服用卡托普利时常见。在服用利尿药、低血容量的患者中多见。

3. 高血钾　ACEI 具有潴钾作用。

4. 肾功能恶化　患者在服用 ACEI 的初期会有使血肌酐轻度升高、肾小球滤过率轻度降低的作用。针对肾功能已有损伤的患者,如果选择服用 ACEI,会加重对肾脏的损害。但是针对肾脏功能正常或仅见轻度损害的患者,如果选择服用 ACEI,不仅不见损害,甚至有保护肾脏的作用。

5. 血管性水肿　这类不良反应在服用 ACEI 时较少见,主要出现在首次用药时。

6. 其他不良反应　ACEI 有致畸作用,妊娠期及哺乳期妇女要停用。其他不良反应包括血白细胞减少、皮疹、味觉障碍、嗜睡等症状,较少见,患者不耐受时需停药。

(五)血管紧张素Ⅱ受体拮抗剂

这类药物的不良反应有心动过缓、刺激性干咳、失眠、少尿、肾衰竭、血管神经性水肿、氨基转移酶含量升高、致畸等,但临床均较少见。

(六)α受体拮抗剂

1. 首剂现象　首剂现象是 α 受体拮抗剂常见的不良反应。首次用药30~90 分钟后易出现严重的直立性低血压、眩晕、心悸等症状。首次服药时应减少剂量,此后可逐次增加剂量。

2. 其他不良反应　α 受体拮抗剂在治疗心力衰竭时可以出现耐药性,早期是由于降压后反射性交感兴奋,后期是由于水钠潴留;还可出现水钠潴留、头痛、皮疹、乏力、体重增加等不良反应。

三、禁　忌　证

(一)利尿药

1. 痛风患者禁用噻嗪类利尿药。

2. 高血钾与肾衰竭患者禁用醛固酮受体拮抗剂。

3. 此外,长期大剂量应用利尿药单药治疗时还需注意电解质紊乱、糖代谢异常、高尿酸血症、直立性低血压等不良反应发生的可能性。

（二）钙通道阻滞药

1. 二氢吡啶类 CCB 具有明确的血管扩张作用，短、中效 CCB 在降压的同时会出现反射性心率加快，相对禁用于高血压合并快速性心律失常的患者。

2. 非二氢吡啶类 CCB 由于非二氢吡啶类 CCB 的心脏亲和性及其对心肌、窦房结功能、房室传导的负性肌力和负性传导作用，维拉帕米与地尔硫草禁用于二、三度房室传导阻滞患者，并相对禁用于心力衰竭患者。

（三）β受体拮抗剂

1. 支气管哮喘、二度及二度以上的房室传导阻滞、严重心动过缓患者不宜使用。

2. 不适宜首选β受体拮抗剂的人群包括老年人、肥胖者、糖代谢异常者、卒中、间歇性跛行、严重慢性阻塞性肺疾病患者。

（四）血管紧张素转换酶抑制药

1. 绝对禁忌证

（1）妊娠：ACEI 可影响胚胎发育，育龄妇女使用 ACEI 时应采取避孕措施，计划妊娠的女性应避免使用 ACEI。

（2）血管神经性水肿：可引起喉头水肿、呼吸骤停等严重不良反应，危险性大；临床一旦怀疑血管神经性水肿，患者应终身避免使用 ACEI。

（3）双侧肾动脉狭窄：可因急性肾缺血、肾小球灌注压不足而引起急性肾损伤。

（4）高钾血症（＞6.0mmol/L）：ACEI 抑制醛固酮分泌，导致血钾浓度升高，较常见于慢性心力衰竭、肾功能不全以及补充钾盐或联用保钾利尿药的患者。

2. 相对禁忌证

（1）血肌酐水平显著升高（＞265μmol/L）。

（2）高钾血症（＞5.5mmol/L）。

（3）有症状的低血压（＜90mmHg），多见于心力衰竭、血容量不足等 RAAS 激活的患者。

（4）有妊娠可能性的女性。

（5）左室流出道梗阻的患者。

（五）血管紧张素Ⅱ受体拮抗剂

1. ARB 可致畸，禁止用于妊娠高血压患者。

2. ARB 扩张肾小球出球小动脉，导致肾小球滤过率（GFR）下降、肌酐水平升高、血钾升高，因此高血钾或双侧肾动脉狭窄患者禁用 ARB。

（六）α受体拮抗剂

1. α受体拮抗剂静脉注射过快可引起心动过速、心律失常，诱发或加剧心绞痛，所以冠心病患者慎用。

2. 应用 α 受体拮抗剂常见直立性低血压、心悸、鼻塞等症状，也可有恶心、呕吐症状，少数患者出现嗜睡、乏力等中枢抑制症状，故直立性低血压患者禁用，胃炎、溃疡病、肾功能不全及心力衰竭患者慎用。

四、相 互 作 用

（一）利尿药

1. 氢氯噻嗪

（1）类固醇、雌激素、吲哚美辛和其他非甾体抗炎药能减弱噻嗪类利尿药的降压效果，加重充血性心力衰竭。

（2）丙磺舒可干扰肾脏对噻嗪类利尿药和袢利尿药的排泄，降低利尿效果。

（3）利尿药可以影响肾脏对锂的清除，因此增加锂中毒的危险性。

（4）噻嗪类利尿药与 ACEI、ARB 联用可使利尿作用过强，导致血压过低、肾前性尿毒症，可降低利尿药的剂量；ACEI、ARB 要从低剂量开始。

2. 吲达帕胺

（1）与胺碘酮合用，可因血钾低而致心律失常。不宜与奎尼丁、丙吡胺、胺碘酮、溴苄铵、索他洛尔等抗心律失常药合用。

（2）与洋地黄类药合用，可因失钾而致洋地黄中毒。

（3）与多巴胺合用，本药的利尿作用增强。

（4）与其他类降压药合用时降压作用增强。

（5）与巴氯芬合用可增加抗高血压效应。

（6）与锂剂合用可增加血锂浓度并出现过量的征象。

（7）与大剂量水杨酸盐合用，已脱水的患者可能发生急性肾衰竭。

（8）与两性霉素 B（静脉给药）或轻泻剂合用可增加发生低钾血症的危险性。

（9）与血管紧张素转换酶抑制药（ACEI）合用时，已有低钠血症的患者特别是肾动脉狭窄的患者可出现突然低血压和 / 或急性肾衰竭，应停用本药 3 日后再用 ACEI。如有必要，可重新使用排钾利尿药或给予小剂量的 ACEI。

（10）与二甲双胍合用易出现乳酸酸中毒。

（11）与碘造影剂合用可使发生急性肾衰竭的危险性增加。

（12）与三环类抗抑郁药（如丙米嗪）或镇静药合用可增强抗高血压作用，并增加发生直立性低血压的危险性。

（13）与环孢素合用可能导致血清肌酐浓度升高。

（14）与皮质激素或替可克肽合用，本药的药理作用减弱。

（15）与拟交感药合用时降压作用减弱。

（16）可使口服抗凝药的抗凝血作用减弱。

（17）非甾体抗炎药可使本药的利钠作用减弱。

（18）与下列药物合用可引起心律失常：阿司咪唑、苄普地尔、红霉素（静脉给药）、卤泛群、喷他脒、舒托必利、特非那定、长春胺。

（二）钙通道阻滞药

1. 硝苯地平　凡抑制肝细胞色素 P450（cytochrome P450，CYP）3A4 的药物均可能抑制硝苯地平的代谢；肝药酶诱导剂苯妥英、苯巴比妥可增加硝苯地平的代谢；硝苯地平可对抗环孢素的肾毒性，增加地高辛的血浆水平。如与镁盐同时应用可产生过度降压作用，并可能产生神经肌肉接头阻滞作用。

2. 氨氯地平　氨氯地平与下列药物合用是安全的：噻嗪类利尿药、β 受体拮抗剂、血管紧张素转换酶抑制药、长效硝酸酯类、舌下用硝酸甘油、非甾体抗炎药、抗生素和口服降血糖药。氨氯地平不改变地高辛的血药浓度，不影响地高辛、苯妥英、华法林、吲哚美辛的血浆蛋白结合率，西咪替丁不改变氨氯地平的药动学。

3. 维拉帕米

（1）苯巴比妥可能增加维拉帕米的清除率。

（2）异烟肼可能显著降低维拉帕米的生物利用度。

（3）与 β 受体拮抗剂合用可能增强对房室传导的阻滞作用。

（4）与其他抗高血压药（如血管扩张药、利尿药等）合用时降压作用叠加，应适当监测接受这类联合治疗的患者。

（5）与胺碘酮合用可能增加心脏毒性。

（6）维拉帕米可增加卡马西平、环孢素的血药浓度。

（7）有报道维拉帕米增加患者对锂的敏感性（神经毒性），两药合用时需密切监测。

（8）动物实验提示吸入性麻醉剂通过减少钙离子内流抑制心血管活动，与钙通道阻滞药如维拉帕米同时使用时需仔细调整两药的剂量，避免过度抑制心脏。

（9）避免同时使用丙吡胺。

（10）临床资料和动物实验研究表明维拉帕米可能增加神经肌肉阻滞药的活性，联合使用时维拉帕米或神经肌肉阻滞药应减量。

（三）β 受体拮抗剂

1. 普萘洛尔

（1）与钙通道阻滞药如维拉帕米合用可加重左心室功能不全和传导阻滞而引起心力衰竭和过度减慢心率。

（2）与西咪替丁、肼屈嗪、呋塞米等合用可提高普萘洛尔的血药浓度。

（3）普萘洛尔也可提高利多卡因和地西泮的血药浓度。

2. 美托洛尔

（1）与西咪替丁合用或预先使用奎尼丁均可增加美托洛尔的血浆浓度。

（2）与利血平合用可增强本品的作用，需注意低血压与心动过缓。

3. 比索洛尔

（1）与其他降压药合用时降压作用增强。

（2）与利血平、甲基多巴、可乐定或胍法辛联用可减慢心率。

（3）与利血平联用时，需在本药停用几天之后才能停用利血平。

（4）与硝苯地平联用能增强本品的抗高血压效果。

（5）与维拉帕米或其他抗心律失常药共同使用时需对患者进行监护，因可致低血压、心动过缓及其他不良反应。

4. 拉贝洛尔

（1）本品与三环类抗抑郁药同时应用可产生震颤。

（2）西咪替丁可增加本品的生物利用度。

（3）本品可减弱硝酸甘油的反射性心动过速，但降压作用可协同。

（4）与钙通道阻滞药联用时需十分谨慎。

（四）血管紧张素转换酶抑制药

1. 卡托普利

（1）与氯丙嗪合用呈相互协同作用，可导致低血压，故两者联用时应谨慎。

（2）与利尿药合用可使降压作用增强，可引起严重的低血压；如与保钾利尿药或含钾药物、库存血合用，可引起血钾过高。

（3）与其他降压药合用时降压作用加强；与引起肾素释出或影响交感活性的药物呈相加作用；与β受体拮抗剂合用呈小于两者相加的作用。

（4）与其他扩血管药同用可能致低血压，如两者联用，宜从小剂量开始。

（5）与丙磺舒合用可抑制肾脏对本品的排泄。

（6）与布比卡因合用，由于对肾素-血管紧张素系统的抑制，可引起严重的心动过缓和低血压，甚至意识丧失。

（7）与锂剂合用可引起血锂浓度升高，同时也引起肾脏毒性，出现蛋白尿和血肌酐升高。

（8）与骨髓抑制药（如硫唑嘌呤）合用可引起严重的贫血；与环孢素合用可使肾功能下降。

（9）与别嘌醇合用可引起过敏反应。

（10）与抗酸药合用可使本品的体内吸收减少，疗效降低。

（11）麻黄中的麻黄碱和伪麻黄碱可拮抗本品的降压作用，降低本品的疗效，故接受本品治疗的高血压患者应避免使用含麻黄的制剂。

（12）硫酸亚铁可降低本品的生物利用度，降低未结合型卡托普利的血药浓度，从而导致血压升高。

2. 培哚普利

（1）与保钾利尿剂（例如安体舒通、氨苯蝶啶或阿米洛利）、补钾制剂或含钾盐替代品合用时，可以导致血钾的明显升高，因此不推荐培哚普利片与上述药物联用。

（2）与锂合用时，ACEI 升高血锂浓度甚至达到毒性水平（减少锂的肾排泄）。如果必须使用 ACEI，必须严密监测血锂水平并调整剂量。

（3）与雌二醇氮芥合用时，血管神经性水肿的危险性增加。

3. 贝那普利

（1）与其他降压药合用时降压作用加强；其中与引起肾素释放或影响交感活性的药物同用呈大于两者相加的作用，与 β 受体拮抗剂合用呈小于两者相加的作用。

（2）与利尿药合用可使降压作用增强，可引起严重的低血压；与保钾利尿药或含钾药物合用可引起血钾过高，故应避免补钾或补含钾的电解质溶液，如必须联用，应密切监测血钾。

（3）与其他扩血管药同用可能致低血压，如两者联用，宜从小剂量开始。

（4）与硫唑嘌呤合用可加重骨髓抑制。

（5）与锂盐合用可降低锂盐的排泄，故两者联用时应密切监测血锂浓度。

（6）与环孢素合用可使肾功能下降。

（7）与非甾体抗炎药（尤其是吲哚美辛）合用可减弱本品的降压作用，其作用机制为非甾体抗炎药能抑制前列腺素合成，引起水钠潴留。

（8）麻黄中的麻黄碱和伪麻黄碱具拟交感活性，可拮抗本品的降压作用，降低本品的疗效，故接受本品治疗的高血压患者应避免使用含麻黄的制剂。

（9）与醋硝香豆素、西咪替丁、地高辛、沙丁胺醇（气雾剂）、肼屈嗪、尼卡地平、阿替洛尔、普萘洛尔、华法林、双香豆素、萘普生等合用尚未观察到明显的相互作用。

（10）卡托普利与布比卡因合用由于对肾素 - 血管紧张素系统的抑制，可引起严重的心动过缓和低血压，甚至意识丧失，故本品与布比卡因联用也应谨慎。

（五）血管紧张素 II 受体拮抗剂

1. 缬沙坦

（1）与利尿药合用降压作用增强。

（2）与保钾利尿药（如螺内酯、氨苯蝶啶、阿米洛利等）或补钾药合用可引起血钾过高。

（3）本品可增加锂剂的毒性反应，机制可能是增加锂剂在肾脏近曲小管的重吸收所致。

（4）麻黄中的麻黄碱和伪麻黄碱可降低本品的抗高血压疗效，故接受本品治疗的高血压患者应避免使用含麻黄的制剂。

（5）尽管本品有较高的血浆蛋白结合率，但体外试验表明，本品与其他血浆蛋白结合率高的药物（如双氯芬酸、呋塞米和华法林）之间无血浆蛋白结合方面的相互作用。

（6）与地高辛、西咪替丁、阿替洛尔、氨氯地平、吲哚美辛、氢氯噻嗪、格列本脲等联合使用时未发现有临床意义的相互作用。

（7）由于本品基本不被代谢，故与细胞色素 P450 酶系统的诱导剂或抑制剂通常不会发生有临床意义的相互作用。

2. 氯沙坦

（1）与利尿药合用时降压作用增强。

（2）与保钾利尿药（如螺内酯、氨苯蝶啶、阿米洛利等）或补钾药合用可引起血钾过高。

（3）本品可增加锂剂的毒性反应，机制可能是增加锂剂在肾脏近曲小管的重吸收所致。

（4）氟康唑可抑制本品转化为活性代谢产物 E-3174。

（5）吲哚美辛可降低本品的疗效，机制尚不明确。

（6）利福平对本品及其代谢产物 E-3174 的代谢有明显的诱导作用，使本品的 AUC 及血药浓度降低，疗效下降。

（7）西咪替丁可使本品的 AUC 升高，但对其活性代谢产物的药动学无影响。

（8）苯巴比妥对肝脏微粒体酶有诱导作用，可降低本品的血药浓度，但这一影响没有明显的临床意义。

（9）麻黄中的麻黄碱和伪麻黄碱可降低本品的抗高血压疗效，故接受本品治疗的高血压患者应避免使用含麻黄的制剂。

（10）与氢氯噻嗪、地高辛、华法林和红霉素无具临床意义的相互作用。

3. 厄贝沙坦

（1）与其他抗高血压药合用时可能增强降压作用。

（2）与保钾利尿药（如螺内酯、氨苯蝶啶、阿米洛利等）或补钾药、含钾的盐替代物或其他能增加血清钾水平（如肝素钠）的药物合用可导致血清钾升高，故不建议合用。

（3）与锂剂合用可致血清钾可逆性升高并出现毒性作用，故不推荐两者合用,若需合用,应严密监测血锂浓度。

(4)麻黄可减弱血管紧张素Ⅱ受体拮抗剂的降压作用(通过麻黄中的麻黄碱和伪麻黄碱的拟交感活性而产生拮抗效应)。

(5)育亨宾可增加去甲肾上腺素的释放,从而减弱血管紧张素Ⅱ受体拮抗剂的降压作用。

(6)与洋地黄类(如地高辛)、β受体拮抗剂(如阿替洛尔)、钙通道阻滞药(如硝苯地平)、噻嗪类利尿药(氢氯噻嗪)合用不影响相互的药动学。

(7)体外试验可观察到本品与华法林、甲苯磺丁脲、硝苯地平之间的相互作用,但在健康受试者中未观察到有意义的药动学和药效学的相互影响。硝苯地平不影响本品的药动学。

(8)本品与依靠CYP同工酶CYP1A1、CYP1A2、CYP2A6、CYP2B6、CYP2D6、CYP2E1或CYP3A4代谢的药物之间无相互作用。

(六)α受体拮抗剂

1. 哌唑嗪

(1)与钙通道阻滞药同用时降压作用加强,剂量须适当调整;与其他降压药或利尿药同用时也同样须注意监测血压。

(2)与噻嗪类利尿药或β受体拮抗剂合用使降压作用加强而水钠潴留可能减轻,合用时应调节剂量以达每种药物的最小有效剂量。可酌情减少本品的用量,并密切观察患者的反应以调整剂量。

(3)与非甾体抗炎镇痛药同用,尤其与吲哚美辛同用时可使本品的降压作用减弱。

(4)与拟交感类药物同用时可使本品的降压作用减弱。

(5)本药与以下药物合用时无不良反应发生:胰岛素;磺脲类降血糖药,包括苯乙双胍、甲磺丁脲、氯磺丙脲、妥拉磺脲;镇静剂,包括氯氮䓬、地西泮;丙磺舒;抗心律失常药,包括普鲁卡因胺、阿替洛尔、奎尼丁;止痛、退热及抗炎药,包括丙氧芬、阿司匹林、吲哚美辛、保泰松。

2. 特拉唑嗪

(1)临床试验中,与血管紧张素(ACE)抑制剂或利尿药合用治疗的患者中报道眩晕或其他相关不良反应的比例高于单用该药治疗的全体患者的比例。

(2)与利尿药或其他抗高血压药物合用时,应当减少剂量并在必要时重新制定剂量。

(3)与镇痛剂、抗炎药物、强心苷、降糖药、抗心律失常药物、抗焦虑药物/镇静剂、抗细菌药、激素/甾体及治疗痛风药物不会产生相互作用。

(4)有报告认为与磷酸二酯酶(PDE-5)抑制剂合用会发生低血压。

第三节 抗高血压药物治疗的药学监护原则

一、抗高血压药物治疗的药学监护要点

（一）监护ACEI所引起的干咳

ACEI可引起非特异性的气道超反应性、呼吸困难、支气管痉挛、持续性干咳、水肿。其中咳嗽多发生于夜间或于夜间或平卧时加重，尤其是妇女或非吸烟者。血管紧张素Ⅰ和缓激肽的水解均需要血管紧张素转换酶，影响血管紧张素Ⅱ形成的药物能拮抗肾素-血管紧张素-醛固酮系统，使增压物质血管紧张素Ⅱ的合成减少，同时又促进血管舒缓素-激肽-前列腺素系统，刺激激肽释放酶-激肽系统，使降压物质缓激肽增多，血压下降。但缓激肽增多可引起缓激肽效应，发生咳嗽、血管性水肿等。所以，干咳和水肿是服用ACEI由缓激肽增加所带来的副作用。对有干咳者给予硫酸亚铁0.3g，每日3次，或以色甘酸钠气雾吸入，严重者以ARB如氯沙坦、缬沙坦等替代治疗。

（二）监护肾毒性

选用ACEI可降低肾小球内的压力，延缓肾功能减退，但应用ACEI和ARB者可出现快速、大幅的血压下降或急性肾衰竭。因此，ACEI在重度肾功损害者中的使用应引起高度关注。国外文献和我国《ACEI在肾脏病中正确应用的专家共识》表明，用药初始2个月血肌酐可轻度上升（升幅<30%），不需停药；但如升幅>30%~50%，提示肾缺血，应停用ACEI或减量。双侧肾动脉狭窄者或孤立肾肾动脉狭窄禁用ACEI。

（三）注意规避服用可使血压升高的药物

许多药可升高血压，如①非甾体抗炎药：长期或大量服用布洛芬、吲哚美辛、吡罗昔康、美洛昔康等可引起水钠滞留、血容量增加、血压升高或高血压危象。目前认为肾素-血管紧张素-醛固酮系统是体内的升压系统，而激肽-前列腺素系统是体内的降压系统，两者相互制约，共同调节机体的血压平衡。当长期大量应用非甾体抗炎药致使前列腺素合成受阻时，人体的血压平衡便会失调，引起血压升高。②人促红素：部分患者用药后出现血压升高，与红细胞生长过快、血黏度增加、末梢循环阻力增大有关。③减轻鼻充血剂：盐酸麻黄碱、伪麻黄碱、萘甲唑啉、羟甲唑啉、抗感冒药复方制剂含伪麻黄碱，可促使鼻黏膜血管收缩，缓解鼻塞，但在滴鼻时若过量则易发生心动过速、血压升高。④抗肿瘤药：酪氨酸激酶抑制剂索拉替尼、舒尼替尼、西尼替尼均可引起高血压，尤其是舒张压，发生率为17%左右。血压升高可能与药物减少肿瘤组织中血管形成的数量、破坏内皮细胞功能、改变NO的代谢有关。⑤抗菌药物：

如红霉素、利福平、异烟肼、妥布霉素、阿米卡星和呋喃唑酮等虽不直接引起血压升高，但可抑制单胺氧化酶的活性，若与香蕉、牛肝、柑橘、菠萝、腊肉、红葡萄酒、啤酒等富含酪胺的食物同服会使酪胺难以水解和灭活而蓄积，以致刺激血管使血压升高。

（四）监护药物对性功能的影响

常用的抗高血压药如氢氯噻嗪、普萘洛尔、哌唑嗪、肼屈嗪、可乐定、甲基多巴、依那普利、哌唑嗪、硝苯地平、肼屈嗪、胍乙啶可使患者的性欲减退并发生阳痿；胍乙啶可抑制射精；甲基多巴长期服用可致男性乳房增大；利血平在停药后仍可出现阳痿、性欲减退；服用可乐定或甲基多巴常引起性欲减退。对长期应用者应注意提示，并规避或更换药品。

（五）监护抗高血压药引起的直立性低血压

应用部分抗高血压药后由于阻滞交感神经功能，使血管无法立即收缩，直立时血液伴随重力作用而淤积在腹腔内脏及下肢血管，使血液不易到达大脑，引起暂时性脑部缺血而易跌倒、眩晕。可引起直立性低血压的抗高血压药有①神经节阻滞药：美卡拉明、六甲溴铵。②α受体拮抗剂：哌唑嗪、布那唑嗪、多沙唑嗪、妥拉唑啉、乌拉地尔、萘哌地尔、酚妥拉明（注射）可出现首剂现象，尤其在服用 0.5~2 小时后最易发生，表现为严重的直立性低血压、眩晕、晕厥等。β受体拮抗剂中的阿替洛尔、拉贝洛尔、卡维地洛也可引起直立性低血压。③单胺氧化酶抑制剂：帕吉林。④交感神经递质耗竭剂：利血平可使神经末梢囊泡内的神经递质逐渐减少或耗竭，引起直立性低血压。⑤血管扩张剂：甲基多巴、硝普钠。⑥ ACEI：福辛普利、赖诺普利、雷米普利、阿拉普利、西拉普利、咪达普利偶见引起直立性低血压、步履蹒跚、眩晕等。⑦利尿药：由于利尿、血容量减少，直接松弛血管平滑肌而减弱血管收缩作用，诱发直立性低血压。为避免发生直立性低血压，需告诫患者在起床时宜缓慢，避免突然站立、站立后行走不宜过久，同时在服药后注意休息。

（六）警惕降压灌注不良综合征

应用抗高血压药治疗时，由于药物作用过强、降幅过大、速度过快，使人难以忍受，使原有的心、脑、肝、肾血管的供血不足进一步加重，严重者可引起休克，造成心、脑、肾血管闭塞综合征。降压灌注不良综合征最常见于脑出血、脑梗死患者高血压的处理，在脑循环自动调节功能损害时，血压急剧下降可影响脑组织灌流，加重脑缺血和脑水肿，使病情加重，甚至死亡。研究显示，血压下降幅度达到原血压的 25% 以上即易出现降压灌注不良综合征。尤其在夜间人体血压处于低谷（在日间峰值基线降低 > 20%）和血液对组织灌注不足（尤其是舒张压低），则易出现由脑供血不全而诱发缺血性脑卒中。老年人因有多种危险因素、靶器官损害和心血管疾病，需综合考虑选药。对老年人将收缩压降至 140mmHg 以下较困难，舒张压降至 70mmHg 以下可能不利（脑梗死风险）。建议老年人的收缩压目标为 150mmHg，如能耐受，还可进一步降低。

（七）加强抗高血压药的有效性监护

1. 控制血压和血同型半胱氨酸水平　2007 年 6 月中美科学家联合发表的《补充叶酸预防脑卒中的疗效荟萃分析》指出，同型半胱氨酸水平升高与高血压和妊娠高血压综合征的发生密切相关，补充叶酸和维生素 B_{12} 能使血同型半胱氨酸水平下降超过 20%，进而使脑卒中的风险显著下降 25%。因此，对于伴血同型半胱氨酸水平升高的高血压患者，需同时考虑控制血压和血同型半胱氨酸水平，适量补充叶酸。

2. 尽早降低缺血性心脏病和脑卒中的风险　与单一应用抗高血压药相比，联合羟甲戊二酰辅酶 A 还原酶抑制剂（他汀类）能更显著地降低缺血性心脏病和脑卒中的风险。

他汀类药除调节血脂外，还可改善血管内皮功能、抗炎、抗氧化、抑制血小板活化、抑制血管平滑肌细胞增殖、逆转动脉硬化。

二、老年用药者的药学监护

（一）老年人的药动学和药效学特点

1. 老年人的药动学特点

（1）吸收：老年人的胃肠道肌肉纤维萎缩、张力降低，胃排空延缓，胃酸分泌减少，胃液的 pH 升高，一些酸性药物的分解增多而吸收减少。老年人的小肠黏膜表面积减少，心排血量降低和胃肠动脉硬化而致胃肠道血流减少，肠道上皮细胞的数目减少，有效吸收面积减少。这些胃肠道功能的变化对以被动扩散方式吸收的药物几乎没有影响，但对于按主动转运方式吸收的药物，因需要载体参与吸收而导致吸收减少。

（2）分布：老年人的细胞内液减少和功能减退、脂肪组织增加而总体液及非脂肪组织减少，使药物分布容积减小。老年人的摄入蛋白质量减少、蛋白分解代谢增加，所以一般老年人的血浆蛋白浓度较青壮年低，因此进入血内的药物与蛋白结合的部分低而游离药物浓度则增高。

（3）代谢：肝脏对药物的代谢具有重要作用。老年人的肝脏重量比年轻时减轻 15%，代谢分解与解毒能力明显降低，容易受到药物的损害，同时机体自身的调节和免疫功能也降低，因而也影响药物的代谢。老年人的肝血流量减少是使药物代谢降低的一个因素。实验表明，肝药酶（P450）活性在老年动物随年龄增长而下降，但在人尚缺乏直接的资料。老年人的功能肝细胞减少，对药物的代谢也有一定影响。

（4）排泄：肾脏是药物排泄的重要器官。老年人的肾血流量仅为成年人的50%，有功能的肾小球数减少，肾小球与肾小管的功能减退，因而肾小球的滤过、肾小管与集合管的分泌与重吸收功能均降低，结果药物的清除率降低，作用时间延长，其 $t_{1/2}$ 延长，药物在体内蓄积，增加不良反应。

2. 老年人的药效学特点　临床经验显示，老年人对药物的反应比年轻人强。国外学者认为一方面是由于药动学作用，即血药浓度随年龄的增长而增高；另一方面是由于药效学作用。

（1）老年人随着脑的重量逐渐减轻，脑血流减少，脑内的酶活性降低，神经递质功能也发生变化。

（2）在心血管系统，老年人的β受体数量或密度随年龄增加而减少，亲和力降低，腺苷酸环化酶的活性也发生变化，因此老年人的心血管功能减退、血压调节功能降低、凝血功能减弱等一系列变化均可影响药物的效应。如同样剂量的降压药，对老年人可以引起长时间的明显的直立性低血压。

（3）老年人体内的内环境稳定调节功能降低，如体位的稳定性、直立性循环反应、体温调节、大肠与膀胱自由性控制等变化均可影响药效，由此产生的药效反应个体差异较大，因而在老年人更须严密监护药物效应，勤于观察不良反应的发生。

（二）老年人治疗中药学监护的具体内容

老年人治疗中药学监护的具体内容概括起来主要是要识别和检查：

1. 治疗中所用的每种药物的用药目的。

2. 用药史，包括用过的所有 OTC 药物。

3. 无明确适应证的药物。

4. 药物 - 疾病禁忌证的预防措施。

5. 药物 - 药物相互作用。

6. 患者对药物的理解和信任程度。

7. 患者对每种治疗方案的配合情况；尽量减少给药次数，以提高患者对治疗的顺从性。

8. 要考虑饮食习惯及生活方式对药物治疗的影响。

9. 评估给药剂量时要考虑与剂量有关的毒性因素。

10. 确定与治疗进展有关的临床和实验室检查指标。

11. 安全性证据及药物不良反应。

12. 可疑的药物毒性及不良反应记录。

13. 临床治疗结果，特别是在症状未得到最佳控制的情况下，提示需要对治疗进行重新评估。

（三）老年人使用抗高血压药物的药学监护原则

老年人高血压多具有收缩压增高和脉压增大的特点，降压治疗应强调收缩压达标，同时避免过度降低血压。

（四）老年人使用抗高血压药物的药学监护要点

1. 利尿药　老年人使用利尿药时须定期测血电解质、血糖及尿酸水平，注意预防改变体位时血压过低。

2. 降压目标　老年患者的理想血压目标值为 150/90mmHg，如可耐受还可进一步降低。

三、儿童用药者的药学监护

（一）儿童的生理特点及对药动学和药效学的影响

1. 对药动学的影响

（1）吸收：小儿尤其是新生儿和婴儿的胃液 pH 与成人不同，新生儿的胃酸过少，酸性药物（如苯巴比妥、苯妥英）的生物利用度会下降，而碱性药物或酸不稳定药物（如青霉素、氨苄西林、红霉素）的生物利用度会提高。新生儿的体表面积相对较大，皮肤角化层薄，药物经皮吸收能力是成人的 3 倍，故常有新生儿局部用药导致中毒的报道，如碘剂、水杨酸软膏、硼酸洗剂、乙醇、糖皮质激素等。

（2）分布：新生儿（特别是早产儿）的体内总液量较多，早产儿、足月儿、3 个月的婴儿和成人的体内总液量占体重的比值依次为 80%、75%、60% 和 55%。新生儿的细胞外液量与细胞内液量的比值较高，导致水溶性药物的分布容积增大（如庆大霉素、磺胺异噁唑）。新生儿的多种药物蛋白结合率下降，如氨苄西林、卡马西平、地西泮、利多卡因、青霉素、苯巴比妥、苯妥英、普萘洛尔等。

（3）代谢：肝脏是人体的重要代谢器官。小儿的肝功能不够完善，尤其是混合功能氧化酶（主要是细胞色素 P450 和结合酶）缺乏，活力比成年人低得多，可使药物的清除半衰期延长，毒副作用增加。

（4）排泄：由于出生时肾脏在解剖学和功能上均未发育成熟，因此婴儿的肾功能是受限的。足月儿的肾小球滤过率（GFR）为 2~4ml/min，而早产儿仅为 0.7~0.8ml/min，出生后 1 年达成人水平。新生儿和婴儿的药物肾脏清除是延迟的，需要减少剂量，但 8~12 个月的婴儿的肾排泄与较大的儿童相当，甚至可能超过成人。在给药时应注意新生儿的月龄、药物剂量以及给药间隔。

2. 对药效学的影响　儿童处于不断生长发育的阶段，受体数量的增减、与配体的结合亲和力的增强或减弱、效应器官的结构或功能发育尚未成熟均可对药物效应产生影响。

（1）中枢神经系统：新生儿、婴幼儿由于血脑屏障发育未完善，通透性较强，有些药物易致神经系统反应。如抗组胺药、氨茶碱、阿托品等可致昏迷及惊厥,氨基糖苷类抗生素引起第Ⅷ对脑神经损伤,四环素、维生素 A 等可致婴幼儿良性颅内压增高、囟门隆起等。婴幼儿的语言能力差,对药物的毒性反应表达不准确,特别是氨基糖苷类、红霉素、呋塞米、依他尼酸对第Ⅷ对脑神经的损害不能被及时发现,新生儿、婴幼儿使用此类药物时应适当减少剂量。

（2）水盐代谢:新生儿及婴幼儿体内的电解质调节、平衡功能较差,易致脱水与电解质紊乱,因此对泻下药、利尿药比较敏感。长期禁食容易出现低血钾,严重呕吐常导致低钠血症,腹泻患者容易出现脱水、酸中毒。因此,不宜在新生儿、婴幼儿期轻易使用泻下药。小儿的钙盐代谢旺盛,易受药物影响。如苯妥英钠影响钙盐吸收,糖皮质激素在影响钙盐吸收的同时还影响骨骼的钙盐代谢,导致骨质疏松、脱钙,严重者发生骨折,影响生长发育。四环素与钙盐形成络合物,伴随钙盐沉积于牙齿及骨骼中,致使儿童牙齿黄染,影响骨质发育。

（3）内分泌:许多激素和抗激素制剂会扰乱儿童的内分泌,影响生长发育。糖皮质激素影响糖、蛋白质、脂肪代谢,长期服药生长致发育迟缓、身材矮小、免疫力低下。影响垂体分泌,促性腺激素的药物可影响儿童的性腺发育,导致儿童性早熟,如人参、蜂王浆等中药。对氨基水杨酸、磺胺类可抑制甲状腺激素合成,造成生长发育障碍。

（二）儿童使用抗高血压药物的药学监护原则

儿童治疗中药物监护的具体内容主要如下:

1. 治疗中所用药物的用药目的。

2. 用药史。

3. 药物、疾病禁忌证,预防措施。

4. 药物间的相互作用。

5. 患儿及家长对治疗方案的认同与配合,提高依从性。

6. 影响药物治疗的其他因素,如饮食、生活习惯、心理状况等。

7. 评估用药剂量、剂型及与剂量有关的不良反应。

8. 确定与治疗进展有关的临床和实验室检查指标,进行血药浓度监测。

9. 药物安全性、药物不良反应及可疑的药物毒性与不良反应的记录。

10. 临床治疗结果,尤其是治疗效果不理想时,对治疗方案重新评估。

四、妊娠期用药者的药学监护

（一）妊娠期的生理和药物代谢特点

为适应胎儿生长发育的需要,妊娠期妇女体内的各系统发生了一系列的生理性变化,导致药物体内过程的改变,涉及吸收、分布、代谢和排泄过程的变化。

1. 吸收　恶心、呕吐等早孕反应使药物吸收减少;孕激素升高使胃酸分泌减少,胃排空延长,胃肠道平滑肌张力减退,肠蠕动减慢,致使药物吸收延缓；肠道的 pH 升高，有利于弱碱性药物的吸收；对生物利用度的影响较小。

2. 分布　妊娠期血容量增加，使血液稀释，水溶性药物的血药浓度降低；白蛋白减少，血浆中的内源性配体（如类固醇激素）增多，致使游离型药物增加、结合型药物减少，由于游离型药物增加易转至各房室或胎儿，使药物分布容积增大。

3. 代谢　肝血流无明显变化，但肝微粒体药物代谢酶的活性变化不一，有的药物代谢增加（苯妥英钠），有的药物代谢受抑制（茶碱类）。

4. 排泄　妊娠早期由于心排血量和肾血流增加，引起内生肌酐清除率相应增加，一些经肾排泄的药物排泄加快，血药浓度降低；妊娠晚期仰卧位时母腹部容积增大，腹内压增加，肾流血量减少，经肾排泄的药物排泄减慢，作用时间延长。

（二）妊娠期使用抗高血压药物的药学监护原则

用降压药时应严密监测血压，因血压大幅升降会引起脑出血或胎盘早剥，因此需根据血压情况来调节给药剂量或滴注速度。注意头痛、眼花、胸闷、上腹部不适或疼痛及其他消化系统症状，检查血压、体质量、尿量变化和血常规、尿常规，注意胎动、胎心等的监测。

（三）妊娠期使用抗高血压药物的药学监护要点

1. 如果孕产妇出现全身水肿、急性心力衰竭时应遵医嘱使用利尿药氢氯噻嗪，以预防急性肾衰竭，但大量的利尿药会导致电解质丢失和血液更加浓缩，因此必要时做电解质检查和心电图，注意有无血液浓缩、血容量不足的表现。

2. 妊娠高血压产妇的饮食平时以清淡的素食为主，宜食低脂肪、低胆固醇的食物，如鱼类、瘦肉、兔肉、牛肉、豆类及豆制品等。还要限制食盐的摄入量，每天的食盐摄入量要控制在 3~5g。烧菜宜偏淡，对酱菜、榨菜、盐茶、皮蛋等含钠盐高的食物也应少吃或禁食，香蕉、西瓜、苹果、山楂等含钾较多的食物可适当多吃。患者的饮食要定时定量，不宜暴饮暴食，禁饮酒等。

（杨周生　吴　宁　刘　伶　陈　英）

参 考 文 献

[1] 国家卫生计生委合理用药专家委员会. 高血压合理用药指南（第 2 版）[J]. 中国医学前沿杂志（电子版），2017，9（7）：28-126.

[2] 郑长青，孙志军. 临床常规与禁忌系列：心内科用药常规与禁忌 [M]. 北京：人民军医出版社，2012.

[3] 《中国高血压防治指南》修订委员会. 中国高血压防治指南 2018 年修订版 [M]. 北京：人民卫生出版社，2018.

第三章　临床常见高血压疾病药物治疗的药学监护

第一节　原发性高血压

一、疾病定义及分型

高血压（hypertension）是以体循环动脉压升高为主要特征的"心血管综合征"。动脉血压持续升高可以引起靶器官如心脏、肾脏、脑和血管损伤，并导致全身代谢改变。高血压按照病因可以分为原发性高血压（essential hypertension）和继发性高血压（secondary hypertension）两大类。我们通常讲的高血压主要指的是原发性高血压，它占整个高血压的90%以上。

诊室血压是我国目前诊断高血压、进行血压水平分级以及观察降压疗效的常用方法。高血压被定义为在未用抗高血压药的情况下，非同日3次测量诊室血压，收缩压（SBP）≥ 140mmHg（18.64kPa）和/或舒张压（DBP）≥ 90mmHg（12.1kPa）即为高血压；SBP ≥ 140mmHg 和 DBP < 90mmHg 为单纯收缩期高血压；患者既往有高血压病史，目前正在服用抗高血压药，血压虽低于140/90mmHg，也应诊断为高血压（2017AHA/ACC 高血压指南将高血压定义为 ≥ 130/80mmHg）。

有条件者应进行诊室外血压测量，用于诊断白大衣高血压及隐蔽性高血压，评估降压治疗的疗效，辅助难治性高血压的诊治。诊室外血压测量包括动态血压监测（ABPM）和家庭血压监测（HBPM）。ABPM 的高血压诊断标准为平均 SBP/DBP 24 小时 ≥ 130/80mmHg，白天 ≥ 135/85mmHg，夜间 ≥ 120/70mmHg；HBPM 的高血压诊断标准为 ≥ 135/85mmHg，与诊室血压的140/90mmHg 相对应。

2018 年 10 月 31 日，《中国高血压防治指南（2018 年修订版）》发布（以下称新指南）。依据该新版指南，可根据血压水平进一步将高血压分为 1、2 和 3 级（表3-1）。再根据血压水平、其他心血管危险因素、靶器官损害及临床并发症和糖尿病进行心血管风险分层（表3-2），分为低危、中危、高危和很高危（表3-3）。

表 3-1 血压水平的定义和分类

类别	收缩压 /mmHg	舒张压 /mmHg
正常血压	< 120 和	< 80
正常高值	120~139 和 / 或	80~89
高血压	≥ 140 和 / 或	≥ 90
1 级高血压（轻度）	140~159 和 / 或	90~99
2 级高血压（中度）	160~179 和 / 或	100~109
3 级高血压（重度）	≥ 180 和 / 或	≥ 110
单纯收缩期高血压	≥ 140 和	< 90

注：若患者的收缩压与舒张压分属不同的级别时，则以较高的分级为准；单纯收缩期高血压也可按照收缩压水平分为 1、2 和 3 级。

表 3-2 简化危险分层项目内容

心血管危险因素	靶器官损害	伴发临床疾病
高血压（1~3 级）；男性 > 55 岁，女性 > 65 岁；吸烟或被动吸烟；糖耐量受损（2 小时血糖为 7.8~11.0mmol/L）和 / 或空腹血糖异常（6.1~6.9mmol/L）；血脂异常（TC ≥ 6.2mmol/L 或 LDL-C ≥ 4.1mmol/L 或 HDL-C < 1.0mmol/L）；早发心血管病家族史（一级亲属的发病年龄 < 50 岁）；腹型肥胖（男性腰围 ≥ 90cm，女性腰围 ≥ 85cm）或肥胖（BMI ≥ 28kg/m²）；高同型半胱氨酸血症（血同型半胱氨酸 ≥ 15μmol/L）	左室肥厚，心电图示 Sokolow-Lyon 电压 > 3.8mV 或 Cornell 乘积 > 244mV · ms；超声心动图示 LVMI 男 ≥ 115g/m²，女 ≥ 95g/m²；颈动脉超声示 IMT ≥ 0.9mm 或动脉粥样斑块；颈 - 股动脉脉搏波速度 ≥ 12m/s(* 选择使用)；踝臂指数 < 0.9(* 选择使用)；估算的肾小球滤过率降低 [eGFR 为 30~59ml/(min · 1.73m²)]或血清肌酐轻度升高：男性 115~133μmol/L（1.3~1.5mg/dl），女性 107~124μmol/L（1.2~1.4mg/dl）；微量白蛋白尿为 30~300mg/24h 或白蛋白和肌酐比 ≥ 30mg/g	脑血管病（脑出血、缺血性脑卒中、短暂性脑缺血发作）；心脏病（心肌梗死史、心绞痛、冠状动脉血运重建、慢性心力衰竭、心房颤动）；肾脏病 [eGFR < 30ml/(min · 1.73m²)]，血肌酐升高：男性 ≥ 133μmol/L（1.5mg/dl），女性 ≥ 124μmol/L（1.4mg/dl）；蛋白尿 > 300mg/24h；外周血管疾病；视网膜病变出血或渗出、视盘水肿；糖尿病 [新诊断：空腹血糖 ≥ 7.0mmol/L（125mg/dl），餐后血糖 ≥ 11.1mmol/L（200mg/dl）；已治疗但未控制：糖化血红蛋白（HbA1c）≥ 6.5%]

注：TC. 总胆固醇；LDL-C. 低密度脂蛋白胆固醇；HDL-C. 高密度脂蛋白胆固醇；LVMI. 左心室重量指数；IMT. 颈动脉内膜中层厚度；BMI. 体重指数。

表 3-3　根据心血管总体危险量化估计预后危险度分层表

其他危险因素、靶器官损害和疾病史情况	高血压分级			
	正常高值	1 级	2 级	3 级
无其他危险因素		低危	中危	高危
1~2 个危险因素	低危	中危	中/高危	很高危
≥ 3 个危险因素，靶器官损害，CKD 3 期，无并发症的糖尿病	中/高危	高危	高危	很高危
临床并发症，或 CKD ≥ 4 期，有并发症的糖尿病	高/很高危	很高危	很高危	很高危

注：CKD. 慢性肾脏病。

二、药学监护相关的症状、体征与检查指标

（一）症状和体征

大多数患者起病隐匿，症状缺如或不明显，仅在体检或因其他疾病就医时才被发现。有的患者可出现头痛、头晕、心悸、后颈部疼痛、后枕部疼痛、后枕部或颞部搏动感，还有的表现为神经症状如失眠、健忘或记忆力减退、注意力不集中、耳鸣、情绪易波动或发怒以及神经质等。病程后期有心、脑、肾等靶器官受损或有并发症时可出现相应的症状。左心室肥厚的可靠体征为抬举性心尖区搏动，表现为心尖区搏动明显增强、搏动范围扩大以及心尖区搏动向左下移位，提示左心室增大；主动脉瓣区第二心音可增强，带有金属音调；合并冠心病时可有心绞痛、心肌梗死和猝死；晚期可发生心力衰竭。脑血管并发症早期可出现一过性脑缺血发作，还可发生脑血栓形成、脑栓塞（包括腔隙性梗死）、高血压脑病以及脑出血等。累及眼底血管时可出现视力进行性减退。肾脏受累时尿液中可有少量蛋白和红细胞，严重者可出现肾功能减退的表现。

（二）检查

1. 体格检查

（1）测量血压，测量脉率，测量 BMI、腰围及臀围。

（2）观察有无库欣面容、神经纤维瘤性皮肤斑、甲状腺功能亢进性突眼征或下肢水肿。

（3）听诊颈动脉、胸主动脉、腹部动脉和股动脉有无杂音。

（4）触诊甲状腺，全面的心肺检查，检查腹部有无肾脏增大（多囊肾）或肿块，检查四肢动脉搏动和神经系统体征。

2. 实验室检查

（1）基本项目：血生化（血钾、钠、空腹血糖、血脂、尿酸和肌酐）、血常规、尿液分析（尿蛋白、尿糖和尿沉渣镜检）、心电图等。

（2）推荐项目：超声心动图、颈动脉超声、口服葡萄糖耐量试验、糖化血红蛋白、血高敏 C 反应蛋白、尿白蛋白 / 肌酐比值、尿蛋白定量、眼底、胸部 X 线摄片、脉搏波传导速度（PWV）以及踝臂指数（ABI）等。

（3）选择项目：血同型半胱氨酸；对怀疑继发性高血压的患者根据需要可以选择以下检查项目：血浆肾素活性或肾素浓度、血和尿醛固酮、血和尿皮质醇、血游离甲氧基肾上腺素及甲氧基去甲肾上腺素、血或尿儿茶酚胺、肾动脉超声和造影、肾和肾上腺超声、CT 或 MRI、肾上腺静脉采血以及睡眠呼吸监测等；对有合并症的高血压患者进行相应的心功能、肾功能和认知功能等检查。

3. 评估有无靶器官损害　有以下症状和体征者提示可能有靶器官损害，需要做进一步的相应检查。

（1）心脏：心悸、胸痛、心脏杂音、下肢水肿。常用的检查方法包括心电图、超声心动图，其他方法包括胸部 X 线检查、运动试验、心脏放射性核素显像、计算机断层扫描冠状动脉造影（CTA）、心脏磁共振成像（MRI）及磁共振血管造影（MRA）、冠状动脉造影等。

（2）脑和眼：头晕、眩晕、视力下降、感觉和运动异常。脑部行头颅 MRA 或 CTA，其他检查有颅多普勒超声、认知功能的筛查评估等；眼部行检眼镜检查。

（3）肾脏：眼睑水肿、夜尿增多、血尿、泡沫尿、腹部肿块、腰部及腹部血管性杂音。查血肌酐、微量白蛋白，合并糖尿病的患者定期检查尿白蛋白排泄量，监测 24 小时尿白蛋白排泄量或尿白蛋白 / 肌酐比值。

（4）周围血管：间歇性跛行、四肢血压不对称、脉搏异常、血管杂音、足背动脉搏动减弱。查颈动脉内膜中层厚度（IMT）、脉搏波传导速度（PWV）、颈 - 股 PWV（carotid-femoral PWV，cfPWV）、踝臂指数（ankle-brachial index，ABI）等。

三、药物治疗方案和药物选择

（一）启动药物治疗的时机

在改善生活方式的基础上，血压仍 ≥ 140/90mmHg 和 / 或高于目标血压的患者应启动药物治疗（Ⅰ，A）。

具体原则是①低危患者：可对患者进行 1~3 个月的观察，密切随访，尽可能地进行诊室外血压监测，评估靶器官损害情况，改善生活方式，如血压仍不达标可开始降压药物治疗；②中危患者：可观察数周，评估靶器官损害情况，改善生活方式，如血压仍不达标，则应开始药物治疗；③高危和很高危患者：

应立即启动药物治疗,并对并存的危险因素和合并的临床疾病进行综合治疗(表3-4)。

表3-4　生活方式改善和降压药物治疗的启动

其他危险因素、靶器官损害和疾病史情况	高血压分级			
	正常高值	1级	2级	3级
无其他危险因素		生活方式干预,几个月后血压未达标,开始药物治疗	生活方式干预,数周后血压未达标,开始药物治疗	在生活方式干预的基础上立即开始药物治疗
1~2个危险因素	生活方式干预,几个月后血压未达标,开始药物治疗	生活方式干预,数周后血压未达标,开始药物治疗	生活方式干预,数周后血压未达标,开始药物治疗/立即开始药物治疗	在生活方式干预的基础上立即开始药物治疗
≥3个危险因素,靶器官损害,CKD 3期或无并发症的糖尿病	生活方式干预,数周后血压未达标,开始药物治疗/立即开始药物治疗	在生活方式干预的基础上立即开始药物治疗	在生活方式干预的基础上立即开始药物治疗	在生活方式干预的基础上立即开始药物治疗
症状性心血管疾病,CKD≥4期或糖尿病合并靶器官损害/其他危险因素	在生活方式干预的基础上立即开始药物治疗	在生活方式干预的基础上立即开始药物治疗	在生活方式干预的基础上立即开始药物治疗	在生活方式干预的基础上立即开始药物治疗

(二)治疗策略和药物选择建议

降压的获益主要来源于血压的降低,通过降低血压可以有效预防或延迟脑卒中、心肌梗死、心力衰竭、肾功能不全等并发症的发生;有效控制高血压的疾病进程,预防高血压急症、亚急症等重症高血压的发生。在改善生活方式的基础上,血压仍≥140/90mmHg和/或高于目标血压的患者应启动药物治疗(Ⅰ,A)。除高血压急症和亚急症外,对大多数高血压患者而言,应根据病情,在4或12周内将血压逐渐降至目标水平(Ⅰ,C)。高血压急症初始阶段(1小时内)的血压控制目标为平均动脉压的降低幅度不超过治疗前水平的25%。在随后的2~6小时内将血压降至较安全的水平,一般为160/100mmHg

左右。如果可耐受这样的血压水平,在以后的 24~48 小时内逐步降压达到正常水平。高血压亚急症在 24~48 小时内将血压缓慢降至 160/100mmHg,没有证据说明紧急降压治疗可以改善预后。许多高血压亚急症患者可通过口服降压药控制。

　　常用的五大类降压药物均可作为初始治疗用药,建议根据特殊人群的类型、合并症选择有针对性的药物进行个体化治疗(表 3-5)。与 2010 年版指南不同的是,新指南并没有严格规定血压 ≥ 160/100mmHg 才能联合用药。新指南认为,对于血压 ≥ 160/100mmHg、高于目标血压 20/10mmHg 的高危患者,或单药治疗未达标的高血压患者应进行联合降压治疗,包括自由联合或单片复方制剂;对血压 ≥ 140/90mmHg 的患者也可以小剂量联合治疗;如仍不能达到目标血压,可在原药的基础上加量,或可能需要 3 种甚至 4 种以上的降压药物。详见图 3-1。联合用药时,降压作用机制应具有互补性,同时具有相加的降压作用,并可抵消或减轻不良反应。

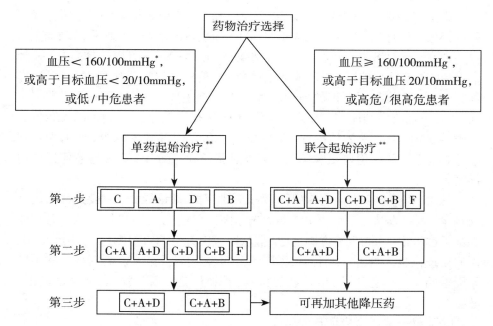

注:A. ACEI 或 ARB;B. β 受体拮抗剂;C. 二氢吡啶类 CCB;D. 噻嗪类利尿药;F. 固定复方制剂;* 对血压 ≥ 140/90mmHg 的高血压患者,也可起始小剂量联合治疗;** 包括剂量递增到足剂量。

图 3-1　选择单药或联合降压治疗流程图

表 3-5 特殊人群的首选药物

靶器官损害及临床并发症的情况	药物	靶器官损害及临床并发症的情况	药物
左室肥厚	ACEI，ARB，CCB	心房颤动，预防	ACEI，ARB
颈动脉内中膜增厚	CCB	尿蛋白 / 微量白蛋白尿	ACEI，ARB
心肌梗死	β 受体拮抗剂，ACEI，ARB，螺内酯	肾功能不全	ACEI，ARB，利尿药（GFR ＜ 30ml/min 时应选用袢利尿药）
心绞痛	β 受体拮抗剂，CCB		
心力衰竭	利尿药，β 受体拮抗剂，ACEI，ARB，MRA	糖尿病	ACEI，ARB
		妊娠	甲基多巴，β 受体拮抗剂，CCB
老年人	ACEI，ARB，CCB，利尿药	血脂异常	ACEI，ARB

为了提高患者的依从性，老年人、高龄的老年人及依从性不佳的患者优先选择长效降压药物以控制 24 小时血压，如氨氯地平、乐卡地平、贝尼地平、拉西地平、比索洛尔、除卡托普利以外的 ACEI/ARB；也可以选择缓释、控释剂型，如硝苯地平控释片、硝苯地平缓释片、美托洛尔缓释片等；还可以选择复方制剂，目前我国上市的新型单片复方制剂主要包括 ACEI+ 噻嗪类利尿药、ARB+ 噻嗪类利尿药、二氢吡啶类 CCB+ARB、二氢吡啶类 CCB+ACEI、二氢吡啶类 CCB+β 受体拮抗剂、噻嗪类利尿药 + 保钾利尿药等，如培哚普利吲达帕胺、厄贝沙坦氢氯噻嗪、马来酸依那普利叶酸片、氨氯地平阿托伐他汀等。

总之，降压药物应用应遵循下列几项原则①剂量原则：一般人群采用常规剂量，老年人从小剂量开始；②优先原则：优先选择长效制剂（从长时疗效和平稳性考虑）和固定复方制剂（从依从性考虑）；③联合原则：联合用药（2 级高血压或高危人群）；④个体化原则：依据不同的合并症和患者对药物的不同耐受性给予个体化用药；⑤药物经济学：高血压是终身治疗，需要考虑成本 - 效益。

（三）降压药的适应证与禁忌证

在使用降压药物前必须严格把握适应证和禁忌证，相对禁忌证在评估获益和风险之后可谨慎使用，见表 3-6。

表 3-6　降压药物的禁忌证和相对禁忌证

药物	适应证	禁忌证	相对禁忌证
CCB（二氢吡啶类）	老年人高血压、周围血管病、单纯收缩期高血压、稳定型心绞痛、颈动脉粥样硬化、冠状动脉粥样硬化	无	快速性心律失常、心力衰竭
CCB（非二氢吡啶类）	心绞痛、颈动脉粥样硬化、室上性快速性心律失常	二度或三度房室传导阻滞、心力衰竭	
ACEI	心力衰竭、冠心病、左室肥厚、左心室功能不全、心房颤动预防、颈动脉粥样硬化、非糖尿病肾病、糖尿病肾病、蛋白尿/微量白蛋白尿、代谢综合征	妊娠、血管神经性水肿、高钾血症、双肾动脉狭窄、孤立肾肾动脉狭窄	
ARB	糖尿病肾病、蛋白尿/微量白蛋白尿、冠心病、心力衰竭、左心室肥厚、心房颤动预防、ACEI引起的咳嗽、代谢综合征	妊娠、高钾血症、双肾动脉狭窄、孤立肾肾动脉狭窄	
利尿药（噻嗪类）	心力衰竭、老年人高血压、高龄老年人高血压、单纯收缩期高血压	痛风	糖尿病、妊娠、高钙血症、低钾血症
袢利尿药	肾功能不全、心力衰竭		
醛固酮拮抗剂	心力衰竭、心肌梗死后	肾衰竭、高钾血症	
β受体拮抗剂	心绞痛、心肌梗死后、快速性心律失常、慢性心力衰竭	哮喘、二度或三度房室传导阻滞、心源性休克、病窦综合征、失代偿性心力衰竭、有症状的心动过缓或低血压、伴有坏疽风险的严重周围血管病	糖耐量减低、运动员和体力活动患者、慢性阻塞性肺疾病、不伴有坏疽风险的周围血管病
α受体拮抗剂	前列腺增生、高脂血症	直立性低血压	心力衰竭

（四）降压药的给药剂量

一般情况下，常用降压药的初始给药剂量及最大日剂量见表3-7。但当患者合并一些其他疾病或存在肝、肾功能不全时，给药剂量需要进行调整。例如当患者合并心力衰竭时，β受体拮抗剂均应从极小剂量起始，如比索洛尔1.25mg，q.d.；美托洛尔缓释片12.5mg，q.d.；美托洛尔平片6.25mg，2~3次/d；卡维地洛3.15mg，b.i.d.。

表3-7　降压代表药物常规用法用量简介

药物类型	代表药物	起始用法用量	最大日剂量
CCB	硝苯地平缓释片（Ⅰ）	10~20mg，b.i.d.	120mg/d
	硝苯地平缓释片（Ⅱ）	20mg，q.d./b.i.d.	80mg/d
	硝苯地平控释	30mg，q.d.	60mg/d
	氨氯地平	5mg，q.d.	10mg/d
	左旋氨氯地平	2.5mg，q.d.	5mg/d
	非洛地平缓释片	5mg，q.d.	10mg/d
	尼群地平	10mg，q.d.	40mg/d
	贝尼地平	2~4mg，q.d.	8mg/d
	乐卡地平	10mg，q.d.	20mg/d
ACEI	卡托普利	12.5mg，b.i.d./t.i.d.	150mg/d
	培垛普利	2~4mg，q.d.	8mg/d
	福辛普利	10mg，q.d.	40mg/d
	贝那普利	10mg，q.d.	40mg/d
	依那普利	5~10mg，q.d./b.i.d.	40mg/d
	赖诺普利	10mg，q.d.	80mg/d
ARB	厄贝沙坦	150mg，q.d.	300mg/d
	缬沙坦	80mg，q.d.	160mg/d
	坎地沙坦酯	4~8mg，q.d.	12mg/d
	氯沙坦钾	50mg，q.d.	100mg/d
	替米沙坦	40mg，q.d.	80mg/d
	奥美沙坦酯	20mg，q.d.	40mg/d
	咪哒普利	5mg，q.d.	10mg/d
噻嗪类利尿药	氢氯噻嗪	25mg，q.d.	100mg/d
	吲达帕胺缓释片	2.5mg，q.d.	2.5mg/d

续表

药物类型	代表药物	起始用法用量	最大日剂量
β受体拮抗剂	美托洛尔	25~50mg, b.i.d./t.i.d.	200mg/d
	美托洛尔缓释片	47.5~95mg, q.d.	190mg/d
	比索洛尔	5mg, q.d.	10mg/d
	阿替洛尔	6.25~12.5mg, b.i.d.	200mg/d
α受体拮抗剂	哌唑嗪	0.5~1mg, b.i.d./t.i.d.	20mg/d
	特拉唑嗪	1mg, qn	20mg/d
	多沙唑嗪	1mg, qn	16mg/d
肾素抑制剂	阿利吉仑	150mg, q.d.	300mg/d

注：肝功能、肾功能不全或特殊人群可能需要进一步调整剂量。

四、药学监护要点

（一）治疗开始前的药学评估

1. 收集病史　①常规需要了解的是患者的年龄、性别；最高血压是多少，平时是否规律服用降压药物，服用何种降压药物，服用方法如何，平时血压控制在什么水平；有没有其他疾病，如糖尿病、高血脂、冠心病、脑卒中、肾脏疾病等；平时还服用什么其他药物；是否有食物、药物过敏史；②了解患者的生活方式，如盐、酒及脂肪的摄入量，吸烟状况，体力活动量，体重变化，睡眠习惯等情况；③年轻的女性患者还需了解是否或正在怀孕或哺乳。

2. 查看检查结果　血压、心率、肝功能、肾功能、电解质。目的是排除禁忌证，选择合适的药物，并确定给药剂量。

（二）治疗过程中的药学监护

1. 严格掌握抗高血压药物治疗的适应证、禁忌证（表3-6），并根据循证医学证据选择合适的药物。如二度或三度房室传导阻滞时禁用β受体拮抗剂；患者存在双侧肾动脉狭窄或孤立肾肾动脉狭窄时禁用ACEI/ARB；高血压合并心力衰竭时，CCB首选氨氯地平和非洛地平等。

2. 监测血压是否达标

（1）非急诊高血压患者的降压目标详见表3-8。此外，冠心病患者建议舒张压不低于60mmHg；80岁以上的高龄患者的血压不宜低于130/60mmHg；妊娠期妇女一般降压目标为150/100mmHg以下，降压过程力求血压下降平稳，不可波动过大，且血压不可低于130/80mmHg，以保证子宫-胎盘的血流灌注（Ⅲ，B）。

表 3-8 非急诊高血压患者的降压目标

人群	收缩压	舒张压
非老年人群	①＜ 140mmHg；②能耐受者和部分有糖尿病、蛋白尿等的高危患者可进一步降低至＜ 130mmHg	①一般情况及老年人＜ 90mmHg；②能耐受者和部分有糖尿病、蛋白尿等的高危患者可进一步降低至＜ 80mmHg；③冠心病患者不低于60mmHg
老年人群	① 65~79 岁：＜ 150mmHg，可耐受的情况下降至＜ 140；②≥ 80 岁：＜ 150mmHg	
糖尿病	①＜ 130mmHg；②老年或伴严重冠心病的患者宜采取更宽松的降压目标 140mmHg	
慢性肾脏病	①无蛋白尿者：＜ 140mmHg；②有蛋白尿者：＜ 130mmHg	
冠心病	＜ 140mmHg，可耐受的情况下降至＜ 130mmHg	
非急性卒中	＜ 140mmHg	

（2）高血压急症合并不同靶器官损害者的降压目标不同，详见表 3-9。

表 3-9 高血压急症的降压目标

疾病种类	降压目标
主动脉夹层	迅速将 SBP 降至 100~120mmHg，心率≤ 60 次 /min
高血压脑病	160~180/100~120mmHg，给药开始 1 小时内将 SBP 降低 20%~25%，不能大于 50%
急性脑卒中	①缺血性脑卒中：血压应控制在收缩压为 180/110mmHg；②急性出血性脑卒中：SBP ＞ 220mmHg 时应积极使用静脉降压药物降低血压，患者的 SBP ＞ 180mmHg 时可使用静脉降压药物控制血压，160/90mmHg 可作为参考的降压目标值
急性心力衰竭	①若病情较轻，可以在 24~48 小时内逐渐降压；②病情重伴有急性肺水肿的患者在初始 1 小时内平均动脉压的降低幅度不超过治疗前水平的 25%，2~6 小时内降至 160/100~110mmHg，24~48 小时内使血压逐渐降至正常
急性冠脉综合征	降压目标为 SBP ＜ 130/80mmHg，但治疗需个体化，尤其是针对老年人群的降压需综合评估
子痫前期、子痫	①一般患者血压＜ 150/100mmHg；②无蛋白尿及其他靶器官损伤存在的患者血压＜ 160/110mmHg；③应避免将血压降至低于 130/80mmHg，以免影响胎盘的血流灌注
嗜铬细胞瘤	术前 24 小时血压＜ 160/90mmHg，不低于 80/45mmHg
急诊应激性高血压	去除诱因，不应基于药物降压，加强动脉血压监测

3. 监测心率是否达标　高血压患者的诊室静息心率＞ 80 次 /min 或 24 小时动态心电图平均心率＞ 80 次 /min 推荐使用 β 受体拮抗剂（Ⅱa，B）。高血压相关疾病的心率控制详见表 3-10。如患者的心率未达标，每隔 2~4 周剂量加倍，直至能耐受的最大剂量。

表 3-10　高血压相关疾病的心率控制推荐

疾病	推荐建议
高血压合并左室射血分数下降性心力衰竭	静息心率为 55~60 次 /min
高血压合并心房颤动	心室率＜ 110 次 /min
高血压合并冠心病	①静息心率为 50~60 次 /min，中等量活动时心率应较静息时增加少于 20 次 /min；②严重心绞痛患者如无心动过缓的症状，心率可降至 50 次 /min
高血压合并主动脉夹层	心率＜ 60 次 /min

4. 肝功能　肝功能不全或胆道梗阻时，某些经肝代谢或经胆道排泄降压药需调整剂量或慎用，见表 3-11。

表 3-11　肝功能不全时常用降压药剂量调整

药品	肝功能情况
ACEI 类药物	ACEI 类药物无须调整剂量
ARB 类药物	ARB 类药物主要经胆汁排泄，严重肝功能不全时慎用，胆道梗阻时不推荐使用
β 受体拮抗剂	亲水性的 β 受体拮抗剂较少代谢，肝功能不全无须调整剂量；亲脂性的 β 受体主要经肝代谢，严重肝功能不全时应减少给药剂量
醛固酮受体拮抗剂（MRA）	肝功能不全的患者应密切监测电解质，避免电解质紊乱诱发的肝昏迷
CCB 类药物	CCB 类药物主要经 CYP3A4 代谢，肝功能不全患者减量使用或慎用
利尿剂	有肝硬化和腹水的肝病患者慎用，需密切监测电解质，因为由于体液和电解质平衡突然改变可能导致肝性脏病

5. 肾功能　肾功能不全时，经肾脏排泄的降压药需要调整剂量或停用，血液透析时需要调整给药方案，见表 3-12。

表 3-12　肾功能不全时常用降压药剂量调整

药品	肾功能情况	血液透析
ACEI 类药物	SCr > 265μmol/L（3.0mg/dl）时建议停用 ACEI	可以使用，ACEI 建议透析后给药
ARB 类药物	ARB 类药物大多数经胆汁排泄，只有少部分经肾脏排泄，因此大多数药物不需要调整剂量。但根据说明书替米沙坦 CrCl < 30ml/min 时禁用，坎地沙坦酯需从 2mg，q.d. 开始用	ARB 类药物不被血透清除
β 受体拮抗剂	阿替洛尔经肾脏清除，CrCl < 30ml/min 时需调整剂量。普萘洛尔、美托洛尔和卡维地洛主要经肝脏代谢，只有 5% 以下的口服剂量在尿液中以原型排出，肾功能不全患者不需要调整剂量。比索洛尔 50% 经肾脏排泄，因此重度肾功能不全时使用须谨慎	未提及
醛固酮受体拮抗剂（MRA）	不推荐在明显肾功能不全（男性 SCr > 221μmol/L 或女性 SCr > 177μmol/L）或高钾血症（血钾 > 5.0mmol/L）存在的情况下使用醛固酮受体拮抗剂	透析患者可以使用 MRA，10~20mg/d
CCB 类药物	无须调整剂量。非洛地平 90%（70% 为无活性代谢产物）经肾脏排泄，CrCl < 30ml/min 时慎用	多数不被血透清除
利尿剂	肾功能严重减退时，袢利尿剂在肾脏的浓度明显减低，容易出现利尿剂抵抗，因此需要加大用量。SCr > 440mmol/L（5mg/dl），静脉滴注 2.5mg/min，最大剂量 1500~2000mg/d。托拉塞米 80% 经肝脏代谢，20% 由原型经肾脏排泄，作用时间长，利尿效果强，因此肾功能严重减退的时候首选托拉塞米。托伐普坦主要通过非肾脏代谢途径清除，对肾功能要求不高，但是 CKD5 级（eGFR < 15ml/min）的患者对托伐普坦没有反应，因此不推荐使用	不被血透清除

6. 食物对降压药物的影响　有的药物受到食物的影响，会导致生物利用度升高或降低，例如美托洛尔片与食物同服生物利用度增加 40%，为了保证心率控制平稳，应空腹服用。根据说明书，受到食物影响的降压药见表 3-13。

表 3-13　吸收和生物利用度受食物影响的降压药

药品	食物对药品的影响	服用方法
非洛地平	食物影响其生物利用度。高脂或碳水化合物饮食时 C_{max} 增加 60%，AUC 未见改变	—
贝尼地平	—	早餐后服用
乐卡地平	高脂餐后 2 小时内口服乐卡地平，其生物利用度将增加 4 倍	餐前 15 分钟服用
西尼地平	—	早餐后服用
卡托普利	胃中的食物可使本品的吸收减少 30%~40%	餐前 1 小时服用
福辛普利	影响吸收速度，但不影响吸收的量	—
西拉普利	进食后服用本品会轻微减慢和降低其吸收率，但并不影响疗效	—
培哚普利	食物改变其活性代谢产物培哚普利拉的生物利用度	饭前服用
缬沙坦	AUC 降低 48%，但无论是否进餐时服用，8 小时的血药浓度相似。AUC 减少对临床疗效无明显影响	—
依普罗沙坦	延迟吸收，但无临床意义	—
阿利沙坦酯	与食物同服 C_{max} 降低了 38.4%；AUC 降低了 35.5%	建议不与食物同服
美托洛尔（平片）	与食物同服生物利用度增加 40%	空腹服用
卡维地洛	与食物同服吸收减慢，但对生物利用度无明显影响	服用时间与用餐无关，但对充血性心力衰竭患者必须饭中服用，以减缓吸收，降低直立性低血压的发生
拉贝洛尔	—	饭后服

7. 药物剂型的影响　在使用降压药物的过程应该注意不同剂型的药物的特点及使用方法。较大的峰谷浓度差别可能是引起眩晕、头痛、脑血管意外、胃肠道紊乱等不良反应的原因，缓释制剂可以减少峰谷浓度差异及给药次数，减轻不良反应，提高患者的依从性。近年来，国内外研究开发了各种缓释和控释制剂，如片剂（包括骨架型、渗透泵型、脉冲片）、胶囊、微丸、微囊和

脂质体等剂型,使心血管病患者用药达到24小时稳定的治疗效果。缓释剂型大多只能整片吞服,不可以掰开或磨碎,掰开或磨碎后达不到缓释或控释效果,导致血压控制不平稳;当患者鼻饲喂养时则应选择可以磨碎的剂型。

(1)平片:平片是可以掰开或磨碎的。

(2)缓释片:缓释降压药是这样制作的,即先把降压药制成小颗粒状并分成数份,然后留取少部分的药物颗粒作为不包衣的速释部分,再将剩余的药物颗粒分别包上厚薄不同的"外衣"作为缓释部分,最后将该药的速释部分和缓释部分结合起来制成药片。高血压患者服用该类药物后,由于药物颗粒所穿的"衣服"厚薄不同,药物在人体内溶解的时间也就不同。其速释部分可立即溶解,起到快速降压的作用;而缓释部分可在预定的时间内向外释放药物,起到持续降压的作用。缓释片的剂型比较多样,大多数缓释片不能掰开或磨碎,有些剂型可以,具体要根据说明书及有无刻痕来明确药品能否分开使用。缓释胶囊能否分散使用也需要看具体的工艺来决定,制作成缓释颗粒再入胶囊的可分散在液体中服用,而包制在缓释胶囊壳中的药物是不可以分散服用的。如硝苯地平缓释片(伲福达)可以沿中线掰开,但不能磨碎;琥珀酸美托洛尔缓释片(倍他乐克)是缓释微丸制成的片剂,可以掰开,但不能磨碎。

(3)控释片:控释制剂药物以零级速率释放或者被控制在作用器官等特定部位释放,即药物的释放量始终是恒速等量的,且几乎不激活交感神经。缓控释制剂能够平稳血药浓度,降低药物不良反应,减少服药次数,方便患者用药,提高用药安全性和患者服药的顺应性。控释降压药的制作工艺为先制成一个含有降压药成分的药芯,然后在此药芯外包上一层具有一定厚度的半透膜,再用激光技术在此半透膜上打出若干个小孔。患者服用该类药物后,药物与其胃内的液体接触后,水分便会通过半透膜上的小空浸入药芯中,使药芯逐渐溶解。当药芯内部的渗透压高于外部的渗透压时,药物就会通过半透膜上的小孔比较恒定地徐徐外流,为血液提供比较稳定的药物浓度,从而起到平稳降压的作用。硝苯地平控释片(拜新同)就属于此类药物,因此只能整片吞服,不能掰开或磨碎。

8. 给药途径　降压药物有口服、静脉滴注和舌下含服几种给药途径,最常见的给药方式是口服。高血压急症通常需静脉给药,宜以采用半衰期短的药物为主,口服或舌下含服仅用于高血压急症患者静脉液路建立困难的特殊情况,应注意可能引起不可控的低血压出现。高血压急症经静脉降压治疗后血压达到目标值,且靶器官功能平稳后,应考虑逐渐过渡到口服用药。口服用药应根据具体药物起效时间与静脉用药在一定时间内重叠使用,不应等静脉用药撤除后才开始应用。高血压亚急症不要求紧急降压,不推荐静脉用药,一般给予口服降压药,24~48小时内将血压逐渐降至160/100mmHg,之后门诊调整剂量，数周内将血压控制达标。一般情况下不推荐舌下含服硝苯地平片或卡托普利片紧急降压，血压在短时间内迅速大幅降低，均可能导致重要器官的血液灌注压明显下降、血流量明显减少。舌下含服硝苯地平由于药物吸收迅速，降压幅度和速度难以掌控，对合并颅内外血管狭窄的患者有诱发卒中再发的风险；对合并急性冠脉综合征（ACS）的患者可反射性引起心率加快，增加心肌耗氧量，增加 ACS 患者的不良心血管事件。

9. 监测用药期间可能出现的不良反应

（1）血压：一般情况下收缩压不低于 100mmHg，实际操作时血压略低但不伴有头晕、黑矇等不适时也是可以接受的，但冠心病患者的舒张压要求不低于 60mmHg。如果出现低血压，可以将患者平放至仰卧位且头部较低、双脚上抬的"休克体位"，必要时可静脉注射等渗生理盐水或使用去甲肾上腺素、间羟胺和多巴胺等有血管收缩作用的药物来恢复血管张力和血压。一些药物如 ACEI（福辛普利除外）、β_1 受体拮抗剂可以经血液透析清除。

（2）心率和心律：使用 β 受体拮抗剂和非二氢吡啶类 CCB 能引起传导时间延长、心率减慢，甚至导致严重的心动过缓或房室传导阻滞，监测心率 < 50 次 /min，且伴有心悸、头晕、黑矇、晕厥等时需调整给药剂量。出现以上情况，如果服药时间不长，可给予洗胃和药用炭，但是需要注意，为了减少迷走神经刺激的危险性，洗胃前应先静脉给予阿托品（成人 0.25~0.5mg，儿童 10~20μg/kg）。常规治疗为阿托品 1.0~2.0mg 静脉注射，必要时可重复使用（主要控制迷走神经症状）；对心肌抑制患者，可滴注多巴酚丁胺或多巴胺；对 QRS 波增宽和心律失常患者，可输注氯化钠或碳酸氢钠，持续的高度房室传导阻滞需要安装心脏起搏器；对心搏骤停的患者，有时需要长达数小时的复苏抢救。

（3）肾功能：肾功能异常时肾素释放增多，Ang Ⅱ增加，后者可选择性地收缩出球小动脉以维持肾小球灌注压，而 ACEI/ARB 可阻断这一过程，可能造成 GFR 下降及血肌酐水平升高，故服用 ACEI/ARB 的患者，特别是肾功能异常患者，应密切观察其肾功能的动态变化。ACEI/ARB 一般在用药最初的 2 个月可增加血尿素氮或肌酐水平，通常是用药 1 周监测血肌酐。如果血肌酐升幅 < 30% 为预期反应，可继续使用；肌酐上升超过 30%~50% 为异常反应，提示肾缺血，可减少剂量，应停药寻找缺血病因并设法排除，待肌酐正常后再小剂量启用。肌酐 > 265μmol/L（3mg/dl）的患者慎用 ACEI/ARB；透析患者可以使用该类药物，但需调整给药剂量并密切监测血钾、电解质和肾功能（虽然 ACEI 主要经肾排泄，但大多数蛋白结合率不高，透析可清除；虽然 ARB 的蛋白结合率很高，血液透析不宜清除，但大多数药物主要是经粪便途径排泄的）。ACEI/ARB 对肾功能不全及血液透析患者的推荐剂量见表 3-14。

表 3-14　肾功能不全患者使用 ACEI/ARB 的给药建议

药品		肌酐清除率 /（ml/min）		血液透析
		≥ 30	< 30	
ACEI	卡托普利	—	—	—
	依那普利	肌酐清除率在 30~80ml/min 时初始剂量为 5mg	2.5mg/d	2.5mg/d，透析当天在透析后给药
	贝那普利	不需调整剂量	初始剂量为 5mg/d，必要时可加至 10mg/d	血液透析几乎不能清除，仅小部分贝那普利拉通过透析排出体外
	赖诺普利	减量	减量	—
	福辛普利	不需调整剂量	不需调整剂量	不需调整剂量
	培哚普利	2mg/d	2mg，q.o.d.	透析当天在透析后给 2mg
ARB	氯沙坦	不需调整剂量	不需调整剂量	不需调整剂量
	缬沙坦	不需调整剂量	慎用，可能需要调整剂量	—
	厄贝沙坦	不需调整剂量	不需调整剂量	初始剂量为 75mg/d
	替米沙坦	不需调整剂量	禁用 [但美卡素（替米沙坦的商品名）的药品说明书中没有要求禁用]	—
	坎地沙坦酯	不需调整剂量	初始剂量为 2mg，q.d.	小剂量 4mg/d 起
	奥美沙坦酯	不需调整剂量	不需调整剂量	不需调整剂量

注：—表示没有明确的资料。

（4）血钾：服用噻嗪类和袢利尿药可引起低血钾，在初次服药的 2~4 周检测血电解质，若患者无低血钾的表现，此后每年复查 1~2 次即可。血钾在 3.0~3.5mmol/L 称为轻度低钾血症，血钾在 2.5~3.0mmol/L 称为中度低钾血症，血钾低于 2.5mmol/L 称为重度低钾血症。当患者出现低血钾时应给予补钾，特别是存在以下情况时血钾应维持在 4.0mmol/L 或 4.0mmol/L 以上：伴有心脏疾病，如急性心肌梗死、室性心律失常、使用洋地黄类药物等；呼吸肌麻痹；糖尿病酮症酸中毒；肝性脑病；使用胰岛素和 β 受体激动剂；严重的低镁血症。血钾在 3.0~3.5mmol/L 的患者首选口服补钾，同时纠正低血钾的原因；中至重度患者需静脉补钾，外周补钾浓度原则上不得超过 0.3%（3.0g/L）；严重的低钾血症尤其补液量限制时，钾浓度可以提高到 0.45% 或更高，但建议中心静脉输注，高浓度补钾时应进行心电监护。补钾速度为 10mmol/L 左右，不得大于 20mmol/L，每天的补钾量不得超过 200mol/L。常用药物有氯化钾和门冬氨酸钾镁，后者适用于伴低镁血症的患者。门冬氨酸钾镁 50ml 的含钾量大约相当于氯化钾 1g，因此临床医师在开医嘱时以及临床药师在审核处方时应该注意不要忽略门冬氨酸钾镁中钾的含量。

服用 ACEI、ARB 和醛固酮受体拮抗剂可引起高血钾，特别是肾功能不全患者以及这几类药物联用时。当血钾 ≥ 5.5mmol/L 时应停用 ACEI/ARB、醛固酮受体拮抗剂，或立即采取降低血钾的措施（如给予祥利尿药、血液透析、胰岛素注射液 6~12U 和 5%~10% 葡萄糖溶液 500ml、合并代谢性酸中毒时使用碳酸氢钠等）。

（5）体重：高血压合并心力衰竭的患者服用 β 受体拮抗剂可能加重心力衰竭，监测患者的体重，如 3 天内的体重增加 ＞ 2kg，应减少给药剂量或停药和 / 或加强利尿，卧床的患者可监测出入量。

（6）血管神经性水肿：服用 ACEI 可引起血管神经性水肿，虽然罕见，但有致命的风险，症状可从轻度的胃肠功能紊乱（恶心、呕吐、腹泻、肠绞痛）到喉头水肿而呼吸困难及死亡，发生机制与缓激肽及其代谢产物相关，多发生在治疗的第 1 个月内，停药后的几小时内消失。由于舌、声门或喉部水肿可能导致气道阻塞，应马上停药，采取适当的治疗，例如立即皮下注射 1：1000 的肾上腺素 0.3~0.5ml。

（7）干咳：使用 ACEI 1 周至数月内可出现与缓激肽蓄积相关的持续性干咳，排除其他原因引起的咳嗽，可换用 ARB，一般停药 1 周内症状消失。

（8）青霉胺样反应：卡托普利含有 -SH 基团，可出现"青霉胺样反应"，即皮疹、白细胞缺乏、味觉异常或丧失。这些不良反应与大剂量用药相关，现在低剂量使用卡托普利，这些不良反应已经很少发生了。

（9）外周性水肿、头痛、面部潮红、心悸：服用 CCB 可出现以上不良反应，但一般症状轻微，停药后消失。外周性水肿的发生率为 10.8%~35.2%，所有 CCB 均可发生，与剂量有一定的相关性，以二氢吡啶类的发生率最高。水肿多初发于下肢末端，双下肢对称，一般为轻、中度水肿，需要与心力衰竭加重、低蛋白血症引起的水肿相鉴别。主要机制为 CCB 扩张小动脉而不扩张静脉，在作用于毛细血管网时主要扩张毛细血管括约肌前的小动脉，而对括约肌后的静脉系统扩张有限，因此毛细血管前静水压增大，滤过压增大，液体进入组织间隙，出现水肿。较少发生水肿（发生率＜1%）的 CCB 有贝尼地平、拉西地平、乐卡地平，这3个药属于高脂溶性的 CCB，具有独特的细胞膜亲和力，容易进入细胞膜的脂质双层形成"贮存库"，缓慢释放，缓和地扩张小动脉，毛细血管网的静水压增高缓慢，因而较少发生外周性水肿。发生水肿可减量或停药，或联合噻嗪类利尿药、ACEI/ARB 缓解水肿，提高降压效果。

（10）血糖、血脂、尿酸：服用非选择性 β 受体拮抗剂可影响糖脂代谢，高选择性 β_1 受体拮抗剂在低、中剂量范围内影响不大，但较大剂量时仍存在剂量依赖性的 β_2 受体拮抗作用，从而抑制胰岛素分泌和糖原分解，降低肌肉组织对葡萄糖的摄取，促进胰高血糖素的释放，并且致胰岛素敏感性降低、胰岛素抵抗增加，从而使血糖不易控制，使引发糖尿病的风险增加。

服用利尿药可致血糖、血脂、尿酸升高，低剂量使用利尿药可减少此类不良反应的发生。利尿药引起的血糖升高与钾丢失相关，血钾浓度的降低容易出现糖耐量异常，补钾治疗可以纠正噻嗪类利尿药所致的血糖耐量的改变。利尿药能使入球小动脉重吸收增加，肾小管分泌下降和分泌后重吸收增加，形成利尿药性高尿酸血症。大多数患者无症状或症状轻微，不需要治疗，如果治疗期间多次急性痛风发作，应考虑治疗或停用利尿药。原本有高尿酸血症的患者原则上不使用利尿药，但当血压难以控制或合并心力衰竭时，在临床上权衡利弊的情况下还是使用的，必要时给予抗痛风及降尿酸治疗。吲达帕胺一般不影响血糖和血脂，存在代谢障碍的患者可考虑使用吲达帕胺。

（11）中枢神经系统不良反应：幻觉、失眠、多梦以及抑郁等症状在服用 β 受体拮抗剂的患者中较常见，尤其是服用普萘洛尔、美托洛尔等药物。发生中枢神经系统不良反应时可换用其他类别的降压药，如确需使用 β 受体拮抗剂，可换用低、中度脂溶性的药物。常见 β 受体拮抗剂的脂溶性见表3-15。

表3-15 常见 β 受体拮抗剂的脂溶性

分类	药物	特点
脂溶性 β 受体拮抗剂	美托洛尔	组织穿透性强，半衰期短，进入中枢神经系统，可引起中枢系统不良反应
水溶性 β 受体拮抗剂	阿替洛尔	组织穿透力弱，很少通过血脑屏障
水脂双溶性 β 受体拮抗剂	比索洛尔、阿罗洛尔	首关效应低，口服吸收率高，中度透过血脑屏障

（12）支气管痉挛：所有的 β 受体拮抗剂都可诱发支气管痉挛，所以针对有支气管哮喘、慢性阻塞性肺疾病史的患者在选择服用 β 受体拮抗剂时必

须慎重。处理方法为选择高选择性 β_1 受体拮抗剂，谨慎用药。即使是高选择性 β_1 受体拮抗剂也可能诱发支气管痉挛，特别是在大剂量使用时。如果患者在服用 β_1 受体拮抗剂时出现支气管痉挛的症状，给予沙丁胺醇可快速缓解。

（13）硫氰酸盐和氰化物中毒：在使用硝普钠的过程中可能出现硫氰酸盐或氰化物中毒，特别是肝、肾功能不全的患者。前者表现为运动失调、视物模糊、谵妄、眩晕、头痛、意识丧失、恶心、呕吐、耳鸣、气短；后者表现为反射消失、昏迷、心音遥远、低血压、脉搏消失、皮肤粉红色、呼吸浅、瞳孔散大。氰化物中毒的机制为硝普钠分子与红细胞壁和组织内的巯基结合可迅速释放出氰化物和 NO，氰化物迅速分解出游离的氰离子，后者能迅速与细胞色素氧化酶中的 3 价铁结合，导致该酶失活，致使细胞不能利用氧，从而产生细胞内窒息。肾功能不全患者用药超过 48 小时须每日监测氰化物浓度，确保不得超过 3μmol/ml。一旦出现氰化物中毒的症状，首先应该停药；必要时进行药物治疗：亚硝酸钠、亚甲蓝、硫代硫酸钠（1g）、吸入亚硝酸异戊酯和羟钴胺；此外，血液透析的方法也可用于硫氰酸盐中毒的解救。

10. 药物相互作用　降压药与其他药物之间的相互作用见表 3-16。

表 3-16　各类降压药物与其他药物之间的相互作用

药物	相互作用
噻嗪类利尿药	与降压药及其他有降压作用的药物合用时其降血压效应可能增强；与肾上腺皮质激素、促肾上腺皮质激素、雌激素、两性霉素 B 合用能降低其降压作用，并增加电解质紊乱的风险；与抗痛风药物合用，后者应调整剂量；降低降血糖药的作用；与洋地黄类药物、胺碘酮等合用需防止低血钾的发生；与非甾体抗炎药合用其利尿效果减弱；与锂制剂合用可因减少肾脏对锂的清除，增加锂的肾毒性；与拟交感胺类药物合用其利尿作用减弱
β 受体拮抗剂	与降压药及其他有降压作用的药物合用时其降血压效应可能增强；主要经 CYP2D6 代谢，CYP2D6 抑制剂如特比萘芬、帕罗西汀、氟西汀、舍曲林、塞来昔布、普罗帕酮和苯海拉明可影响其血药浓度；巴比妥类药物、利福平等可通过酶诱导作用使其代谢增加；与维拉帕米、地尔硫䓬、胺碘酮等降低心率的药物合用可出现心动过缓，注意调整给药剂量；阿替洛尔属于强水溶性药物，较少代谢，相互作用较少
CCB	与降压药及其他有降压作用的药物合用时其降血压效应可能增强；与地高辛合用抑制其肾小管分泌，使其血药浓度上升；CCB 主要经 CYP3A4 代谢，与相关代谢酶的抑制剂及诱导剂合用应谨慎，西柚汁也可升高其血药浓度；地尔硫䓬、维拉帕米与胺碘酮、β 受体拮抗剂、地高辛和甲氟喹合用时增加对心脏传导的抑制作用

药物	相互作用
ACEI/ARB	与降压药及其他有降压作用的药物合用时其降血压效应可能增强；与保钾利尿药（如螺内酯、氨苯蝶啶、阿米洛利）、补钾药或含钾的盐代用品同用可能引起血钾增高；与非甾体抗炎药合用可增加急性肾衰竭的风险，并使其降压作用减弱；与胰岛素促泌剂合用由于其可增强降糖作用，应监测血糖防止低血糖的发生

11. 特殊人群用药的监护

（1）老年人：65~79岁的老年人其血压首先应降至＜150/90mmHg；如能耐受，可进一步降至＜140/90mmHg（Ⅱa，B）。≥80岁的老年人其血压应降至＜150/90mmHg（Ⅱa，B）。

老年人高血压的治疗药物选择：推荐利尿药、CCB、ACEI或ARB，均可作为初始或联合药物治疗。应从小剂量开始，逐渐增加至最大剂量。无并存疾病的老年人高血压不宜首选β受体拮抗剂。利尿药可能降低糖耐量，诱发低血钾、高尿酸和血脂异常，需小剂量使用。α受体拮抗剂可用作伴良性前列腺增生或难治性高血压患者的辅助用药，但高龄老年人以及有体位血压变化的老年人使用时应当注意直立性低血压。

老年人ISH的药物治疗：DBP＜60mmHg的患者如SBP＜150mmHg，可不用药物；如SBP为150~179mmHg，可用小剂量的降压药；如SBP≥180mmHg，需用降压药，用药中应密切观察血压的变化和不良反应。

（2）妊娠期妇女：美国FDA常用降压药物的安全性评价见表3-17，由表3-17可见，除甲基多巴和氢氯噻嗪在美国FDA的安全性评价中属于B类证据外，多数降压药物均属于C类证据，而氢氯噻嗪也有降低胎盘血流量的不良反应。因此，为妊娠高血压患者选择药物应权衡利弊，并在给药前对患者进行充分说明。最常用的口服药物有拉贝洛尔、甲基多巴和硝苯地平（长效制剂），必要时可考虑小剂量的噻嗪类利尿药。

2015年6月30日，怀孕与哺乳期标示规则（PLLR）系统正式生效，意味着旧系统（ABCDX的妊娠分级方案）彻底废除。新的规则要求说明书提供更多的有效信息，包括药物是否泌入乳汁、是否影响婴儿等。同时，新说明书还将加入"备孕的男性与女性"条目，就药物对妊娠测试、避孕及生育的影响注明相关信息。但目前大多数说明书并没有按照这套规则来做，国外一些医生已经开始使用新的规则，而国内还是沿用老规则，目前没有找到比老规则更简单直白易操作的评价方法。且《中国高血压防治指南2018年修订版》妊娠高血压的药物治疗章节也仍然沿用ABCDX的妊娠分级，见表3-18。如需查找更详细的资料，可登录 Micromedex uptodate、美国国家医学图书馆的 LactMed（药物与哺乳数据库）、lexicomp 等网站或 app；或者参考孕期与哺乳期用药指南（*Drugs During Pregnancy and Lactation*）、妊娠哺乳期用药指南（*Druge for Pregnant and Lactating Women*）等书籍。

　　所有的降压药都能透过胎盘屏障。妊娠期妇女服甲基多巴后对胎儿没有明显有害的影响，虽然母亲长期或妊娠后期用甲基多巴治疗，新生儿会出现短暂的震颤、焦虑和轻度的收缩压下降（在刚出生的 48 小时里降低 4~5mmHg），但这些研究结果并不能说明临床上有意义的长期问题。在个别情况下，妊娠期使用甲基多巴可观察到有肝毒性。β 受体拮抗剂没有明显的致畸风险，但是对于新生儿，理论上是有危险性的，它们可以导致新生儿心动过缓、低血压和低血糖；另外，β 受体拮抗剂会加强引发早产的子宫收缩。除了拉贝洛尔，其他 β 受体拮抗剂使用的安全性几乎没有什么资料。硝苯地平和维拉帕米在妊娠高血压患者中的研究是比较详细的，其他钙离子拮抗剂在妊娠早期几乎没有什么使用经验。钙离子拮抗剂对胎儿没有明确的不良影响，也是妊娠高血压一线用药之一。ACEI 和 ARB 类药物有明确的致畸作用，妊娠期是禁止使用的。孕早期使用 ACEI/ARB 药物是否会增加胎儿心脏或中枢神经系统畸形的风险还存在争议，但是在孕中、晚期服药可出现羊水过少导致胎儿挛缩、骨化缺陷、肺部发育不全、肾功能不全直至无尿。ACEI 类药物导致胎儿毒性机制如下：胎儿的产尿和肾功能发育开始于妊娠早期，血管紧张素转换酶活性大概出现在妊娠第 26 周。血管紧张素转换酶抑制药降低肾血管的紧张性，导致尿产生减少，继而羊水过少。因为妊娠的第 16 周后，胎儿的尿液是羊水的主要来源。哌唑嗪只有在首选抗高血压药物无效时，才可以在妊娠中晚期使用，其他 α 受体拮抗剂使用经验不足。

　　肼苯达嗪不是妊娠期高血压的一线用药，其通常用于妊娠期突发高血压的紧急治疗，这些紧急的母体症状包括头痛、面红、心悸、恶心、呕吐等，类似急性子痫。产前长期用药后，可能出现新生儿血小板减少症、血细胞减少、点状出血和血肿，因此顽固患者的长期用药应被限制。先兆子痫的患者容易出现血容量减少，当分娩发生在妊娠的 32 周前时，肼屈嗪的使用可能导致血压迅速降低，因此在给药前应先纠正血容量；同时，在先兆子痫的患者中观察到有肝毒性；其导致全身血管扩张，伴随着胎盘灌注量的下降，可导致胎儿或新生儿心动过缓，避免母体低血压可预防这种并发症。双肼屈嗪可以降低心肌灌注，增加子痫母亲心律不齐的危险，这种不良反应停药后可消失。国际妊娠高血压研究协会推荐静脉注射乌拉地尔代替双肼屈嗪治疗先兆子痫，它的优势在于没有增加颅内压。硫酸镁用于治疗先兆子痫，可降低子痫时重复惊厥的风险，还可促进改善子宫内循环及抑制收缩。硫酸镁用于产前安胎或者治疗子痫时,那些极低出生体重的新生儿脑部轻瘫的发生减少,但高剂量或肾功能受限时,镁可以明显导致母亲或新生儿肌张力降低。在极端情况下,尤其是当它的功能被钙离子拮抗剂加强时,产妇血压下降到危险程度,可能导致胎儿缺氧。

表3-17 美国FDA常用降压药物的安全性评价

药物通用名	英文名	安全级别
阿替洛尔	atenolol	D
比索洛尔	bisoprolol	C;D(如在妊娠中、晚期用药)
卡维地洛	carvedilol	C;D(如在妊娠中、晚期用药)
拉贝洛尔	labetalol	C;D(如在妊娠中、晚期用药)
美托洛尔	metoprolol	C;D(如在妊娠中、晚期用药)
艾司洛尔	esmolol	C
尼卡地平	nicardipine	C
尼莫地平	nimodipine	C
硝苯地平	nifedipine	C
赖诺普利	lisinopril	C;D(如在妊娠中、晚期用药)
雷米普利	ramipril	C;D(如在妊娠中、晚期用药)
卡托普利	captopril	C;D(如在妊娠中晚期用药)
培哚普利	perindopril	C;D(如在妊娠中、晚期用药)
依那普利	enalapril	C;D(如在妊娠中、晚期用药)
替米沙坦	telmisartan	C;D(如在妊娠中、晚期用药)
缬沙坦	valsartan	C;D(如在妊娠晚期或临近分娩时用药)
呋塞米	furosemide	C;D(如在妊娠中、晚期用药)
氨苯蝶啶	triamterene	C;D(如用于妊娠高血压患者)
布美他尼	bumetanide	C;D(如在妊娠中、晚期用药)
氢氯噻嗪	hydrochlorothiazide	B
吲达帕胺	indapamide	C;D(如在妊娠中、晚期用药)
单硝酸异山梨醇酯	isosorbide	C
硝普钠	sodium nitroprusside	D
哌唑嗪	prazosin	C
甲基多巴	methytdopa	B
利血平	reserpine	C

注:A、B、C、D、X级药物的安全性依次递减,A、B级药物对胎儿无危害或无副作用,妊娠期妇女一般可安全使用;C、D级药物对胎儿有危害(致畸或流产),但对妊娠期妇女有益,需权衡利弊后慎用;X级药物对胎儿有危害,对妊娠期妇女无益,禁用。

表3-18 常用的妊娠合并高血压的口服治疗药物

药物名称	降压机制	常用剂量	安全级别**	注意事项
甲基多巴	降低脑干交感神经张力	200~500mg，每日2~4次	B	抑郁、过度镇静、低血压
拉贝洛尔	α、β受体拮抗剂	50~200mg，q12h.，最大剂量为600mg/d	C	胎儿心动过缓、皮肤瘙痒
硝苯地平	抑制动脉平滑肌细胞钙内流	5~20mg，q8h. 或缓释制剂 10~20mg，q12h. 或控释制剂 30~60mg，q.d.	C	低血压
氢氯噻嗪*	利尿、利钠	6.25~12.5mg/d	B	大剂量影响胎盘血流

注：*在胎盘循环降低的患者（先兆子痫或胎儿发育迟缓）应避免应用利尿药。

** 妊娠安全级别：A. 在有对照组的早期妊娠期妇女中未显示对胎儿有危险，可能对胎儿的伤害极小。B. 在动物生殖实验中并未显示对胎儿的危险，但无妊娠期妇女的对照组；或对动物生殖实验显示有副作用，但在早妊娠期妇女的对照组中并不能肯定其副作用。C. 在动物研究中证实对胎儿有副作用，但在妇女中无对照组或在妇女和动物研究中无可以利用的资料，仅在权衡对胎儿利大于弊时给予C级药物治疗。

（3）哺乳期妇女：一直以来都认为降压药物在乳汁中会有一定的分泌，因此，哺乳期母亲如舒张压＜100mmHg，可不服用降压药物，如血压明显升高需服用降压药物时应停止哺乳。近年来有关乳汁中药物分泌的研究数据不断增多，认为有些降压药物在乳汁中分泌少（＜10%），可以在哺乳期用药。通常认为ACEI在乳汁中分泌较少，可以用于哺乳期高血压女性。根据2014日本高血压指南和美国国立卫生研究院的数据报告，可以用于哺乳期的降压药物见表3-19。

持续服用拉贝洛尔300~1200mg/d、美托洛尔100~200mg/d，母乳中药物最高浓度可达到0.7mg/L，婴儿每天最高可摄取药物0.1mg/kg，这相当于母亲体重相关剂量的0.3%和3.2%；普萘洛尔的转移率最高为0.4%。因此拉贝洛尔和普萘洛尔是首选的。甲基多巴转移率为3.2%，婴儿无中毒现象，而且甲基多巴还能增强分泌催乳素，从而使奶量增加。持续服用硝苯地平30~90mg/d，婴儿每天最高可摄取药物2~10μg/kg，这还不足婴儿体重相关治疗剂量的5%，并且实际上，更有可能平均为2%或低于2%；硝苯地平还可以有效治疗乳头的雷诺德症。哺乳期妇女可选用地尔硫䓬、硝苯地平、尼群地平、维拉帕米。经过长期使用验证的ACEI类药物为卡托普利、依那普利和贝那普利，服用贝那普利20mg/d、卡托普利300mg/d，母乳喂养的婴儿每日的摄入量相当于母亲体重相关剂量的 0.00014% 和 0.014%。一般来说哺乳期使用 ACEI 类药物是安全的，不过在服用 ACEI 类药物期间也应该注意婴儿是否出现肾功能紊乱的征兆，如水肿或体重异常增加。至今仍没有足够的临床经验判断 ARB 类药物对哺乳期婴儿的影响，故应避免使用。最好不要使用其他缺乏具体数据，没有证实安全性的降压药。

乳汁中药物浓度可于 Human Lactation Center(University of Rochter Medical Center): http://www.urmc.rochester.edu/childrenshospital/neonatology/lactation.aspx. 网站查询。

表 3-19　哺乳期高血压患者可应用的降压药物

药物种类	药物通用名	妊娠药物情报	LactMed(美国国立卫生研究院)
CCB	硝苯地平	可以	可以
	尼卡地平	可以	可以
	氨氯地平	可以	因为缺乏数据，建议用其他药物
	地尔硫䓬	可以	可以
α、β 受体拮抗剂	拉贝洛尔	可以	可以
β 受体拮抗剂	普萘洛尔	可以	可以
中枢性降压药	甲基多巴	可以	可以
血管扩张剂	肼屈嗪	可以	可以
ACEI	卡托普利	可以	可以
	依那普利	可以	可以

（4）备孕的男性与女性：随着人们生活水平的提高和生活节奏的加快，高血压有年轻化的趋势，越来越多的育龄人群罹患高血压。

男性高血压患者在拟生育这一特殊时期，如何评估和管理血压，是需要深入探讨的问题。在选择降压药物时，既要考虑降压本身，也要兼顾其对男性生殖能力和精子质量的影响。利尿药和 β 受体拮抗剂有引发勃起功能障碍（ED）的风险。醛固酮受体拮抗剂会导致严重的器官不良反应，在男性会引起 ED、乳房发育、乳腺痛。β 受体拮抗剂，尤其是非选择性的 β 受体拮抗剂，引起 ED 的机制与它们直接作用于阴茎血管平滑肌细胞，引起血管收缩、减少阴茎海绵体的血流灌注有关。利尿药引起 ED 的机制目前尚不明确，推测可能与其直接或通过儿茶酚胺作用于阴茎血管平滑肌有关。CCB 和 ACEI/ARB 对男性性功能的影响可能相对较小。有实验证明 ACEI 不会增加 ED 的风险，甚至能改善 ED。ACEI 对于 ED 的改善作用与其增加组织灌注有关。从短期来看,ACEI 可通过释放 NO、舒张血管来改善阴茎海绵体灌注;从长期效应来说,ACEI/ARB 可以通过阻断血管紧张素 Ⅱ 来发挥作用,血管紧张素 Ⅱ 可以促进阴茎血管胶原组织增殖,使血管腔变窄。部分降压药物对精子和受精有潜在风险。在体外培养试验中,螺内酯、普萘洛尔可引起人精子活动度和浓度下降。动物实验发现,β 受体拮抗剂可能具有毒杀精子的作用,对性腺的发育也有影响。普萘洛尔可以使大鼠的附睾、前列腺和精囊重量变小,睾酮水平降低,还会引起精母细胞和精子细胞数量减少,精子密度和活动度降低。目前未发现服用 CCB 对人受精率和生育力有影响。人类睾丸特异性 ACE 对受精至关重要,但 ACEI 对精子的作用还不能最终明确。《2017 高血压合理用药指南》给予拟育男性高血压患者的推荐,见表 3-20。

表 3-20　拟育男性高血压患者药物治疗推荐

推荐建议		推荐等级	证据质量
推荐拟育夫妇中男性高血压患者使用的药物	优先选用 CCB 和 ACEI	Ⅱa	C
	可选用奈必洛尔	Ⅱa	B
对男性性功能有潜在影响的药物	醛固酮受体拮抗剂	Ⅱb	C
	噻嗪类利尿剂	Ⅱb	C
	β 受体拮抗剂（奈必洛尔除外）	Ⅱb	C

有妊娠计划的慢性高血压患者,如患者血压 ≥ 150/100mmHg,或合并靶器官损害,建议尽早在高血压专科进行血压水平、靶器官损害状况以及高血压的病因评估,并需进行降压药物治疗,一般在妊娠计划 6 个月前将降压药物换成对胎儿影响小的类型。应使用与孕期一致的药物将血压降到达标值。这一方面便于高血压患者在妊娠之后可以序贯性给药,便于孕期血压的控制;另一方面,也避免在未能检测出妊娠的早孕阶段,应用具有致畸及其他不利作用的降压药物。《2018 妊娠期高血压疾病:国际妊娠期高血压研究学会分类、诊断和管理指南》推荐可用于妊娠期的口服降压药物有拉贝洛尔、硝苯地平,静脉用药包括拉贝洛尔、肼屈嗪。考虑到肼屈嗪会引起孕妇突然的低血压,进而造成胎儿宫内窘迫,一些指南把静脉用肼屈嗪作为妊娠高血压的禁忌药物。如《2018 欧洲心脏学会妊娠期心血管疾病管理指南》推荐静脉用拉贝洛尔或口服甲基多巴及口服长效硝苯地平作为严重妊娠高血压的一线用药,静脉用肼屈嗪不再作为用药选择。因此肼屈嗪的使用存在一定的争议。不推荐使用 ACEI、ARB 及直接肾素抑制剂治疗。

（5）儿童和青少年:儿童青少年工作组对儿童高血压的定义为 3 次或 3 次以上不同时刻平均收缩压和 / 或舒张压≥同性别、年龄及身高的儿童和青少年血压的第 95 百分位数（P95），随后需进行高血压程度分级，统一采用 P90、P95、P99 作为儿童和青少年血压水平分类和定义的标准，见表 3-21。一般来说，0~15 岁儿童和青少年沿用上述诊断标准，≥ 16 岁青少年高血压诊断标准同成人标准。

表 3-21　儿童和青少年血压水平分类和定义

分类	定义
正常血压	SBP 和 / 或 DBP ＜ P90
高血压前期	SBP 和 / 或 DBP ≥ P90 但＜ P95；或血压＞ 120/80mmHg
高血压 1 级	SBP 和 / 或 DBP P95~P99+5mmHg
高血压 2 级	SBP 和 / 或 DBP ≥ P99+5mmHg
白大衣高血压	在诊室测量 SBP 和 / 或 DBP ≥ P95，但在临床环境外血压正常
急性高血压和高血压危象	急性血压升高超过同龄儿童血压的 P99，若同时伴有心、脑、肾、眼底等靶器官损害称为高血压危象

注：SBP. 收缩压；DBP. 舒张压。

1）治疗时机：生活方式干预 6 个月后血压仍未达标，在继续生活方式干预的同时可启动药物治疗；高血压合并下述任何一种及多种情况，或达到 2 级高血压时应启动药物治疗：①出现高血压的临床症状；②糖尿病；③继发性高血压；④靶器官损害。

2）治疗目标：原发性高血压儿童应将其血压降至 P95 以下；当合并肾脏疾病、糖尿病或出现靶器官损害时应将血压降至 P90 以下，以减少对靶器官的损害，降低远期心血管病的发病风险。

3）治疗原则和方法：儿童高血压药物治疗原则一般采用升阶梯疗法，由单药最小剂量开始，逐渐增大剂量直至达到满意的血压控制水平，如已达到最大剂量，但疗效仍不满意或出现不能耐受的不良反应，则应考虑联合用药或换用另一类药物。

4）推荐药物：目前经我国药品监督管理部门批准的儿童降压药品种有限，具体如下：

① ACEI：是最常使用的儿童降压药之一，我国药品监督管理部门批准的儿童用药仅有卡托普利；②利尿药：我国药品监督管理部门批准的儿童用药有氨苯蝶啶、氯噻酮、氢氯噻嗪、呋塞米；③二氢吡啶类 CCB：我国药品监督管理部门批准的儿童用药有氨氯地平；④肾上腺素受体拮抗剂：我国药品监督管理部门批准的儿童用药有普萘洛尔、阿替洛尔及哌唑嗪；⑤ ARB：目前尚无我国药品监督管理部门批准的儿童用药。儿童和青少年常用降压药物具体推荐剂量及用法见表 3-22。

表 3-22　儿童和青少年常用降压药物名称、剂量及用法

药物分类	中文通用药名	每日起始剂量	每日最大剂量	用法
CCB	氨氯地平	0.06~0.3mg/kg	5~10mg	q.d.
	非洛地平	2.5mg	10mg	q.d.
	硝苯地平	0.25~0.5mg/kg	3mg/kg~120mg	q.d.~b.i.d.
ACEI	卡托普利	0.3~0.5mg/(kg·次)	6mg/kg	b.i.d.~t.i.d.
	依那普利	0.08~0.6mg/kg		q.d.
	福辛普利	0.1~0.6mg/kg	40mg	q.d.
	赖诺普利	0.08~0.6mg/kg	0.6mg/kg~40mg	q.d.
	雷米普利	1.5~6mg		q.d.
ARB	坎地沙坦	0.16~0.5mg/kg		q.d.
	厄贝沙坦	75~150mg	300mg	q.d.
	氯沙坦	0.7mg/kg~50mg	1.4mg/kg~100mg	q.d.~b.i.d.
	缬沙坦	0.4mg/kg	40~80mg	q.d.
利尿药	阿米洛利	0.4~0.6mg/kg	20mg	q.d.
	呋塞米	0.5~2.0mg/kg	6mg/kg	q.d.~b.i.d.
	氢氯噻嗪	0.5~1mg/kg	3mg/kg	q.d.
	螺内酯	1mg/kg	3.3mg/kg~100mg	q.d.~b.i.d.
β受体拮抗剂	阿替洛尔	0.5~1mg/kg	2mg/kg~100mg	q.d.~b.i.d.
	美托洛尔	0.5~1mg/kg	2mg/kg	q.d.~b.i.d.

五、循 证 资 料

（一）口服降压药的临床应用

1. 钙通道阻滞药（CCB）　CCB 分为二氢吡啶类 CCB 和非二氢吡啶类 CCB。该类药物没有绝对禁忌证，不良反应轻微，是应用最广泛的降压药物。荟萃分析显示，钙通道阻滞药预防卒中的效果优于其他类的降压药物，原因可能来自于其强大的降压效果和降低血压变异性的能力。长效 CCB 有较好的平稳降压作用，还有抗动脉粥样硬化作用，可作为高血压伴有动脉粥样硬化性脑血管疾病的首选药物。二氢吡啶类 CCB 可与其他 4 类药联合应用，尤其适用于老年人高血压、单纯收缩期高血压以及伴稳定型心绞痛、冠状动脉或颈动脉粥样硬化、周围血管病的患者。但心动过速与心力衰竭患者应慎用，急性冠脉综合征患者一般不推荐使用短效的硝苯地平。非二氢吡啶类 CCB

包括地尔硫䓬和维拉帕米,较二氢吡啶类药物的效果稍弱,其虽然能改善高血压患者的长期预后,包括降低病死率、卒中和心肌梗死的发生率,但心力衰竭的发生率可能较利尿药或 β 受体拮抗剂高。非二氢吡啶类一般不作为一线降压药物应用,一般用于伴室上性快速性心律失常、冠心病、颈动脉粥样硬化的高血压患者。地尔硫䓬和维拉帕米为 CYP3A4 的中效抑制剂,与其他经 CYP3A4 代谢的药物合用可能产生药物相互作用,如与辛伐他汀 80mg 合用时可导致肌病的发生风险增加。

2. ACEI/ARB ACEI/ARB 不但可以有效地控制血压,还具有保护心血管和肾脏及改善糖代谢的作用。对合并左室肥厚、心肌梗死、左心功能不全、代谢综合征、糖尿病、高血压合并微量白蛋白或蛋白尿、无症状性动脉粥样硬化或周围动脉疾病或冠心病高危患者有靶器官保护作用,可作为以上患者的首选降压药物。ACEI 主要是通过抑制血管紧张素转换酶使血浆中的血管紧张素 Ⅱ 减少、降低缓激肽的水解灭活 2 条途径来进行降压的,所有 ACEI 有相同的降压作用,多数 ACEI 可考虑相互替换。目前 ACEI 和 ARB 均属于一线降压药物,地位均等。虽然 ARB 与 ACEI 的降压和心血管保护作用有许多相似之处,但 ARB 作用于 Ang Ⅱ 受体水平,更充分、更直接地阻断 RAAS,避免"Ang Ⅱ 逃逸现象",具有较好的降压效果,咳嗽和血管性水肿罕见,耐受性好。ARB 开始用药时每种药物降压作用是有区别的,强弱顺序为奥美沙坦、厄贝沙坦、替米沙坦、坎地沙坦、缬沙坦、氯沙坦,但它们的差别为收缩压不超过 4mmHg,并且稳定后它们的降压效果将趋于相似。

3. 利尿药 最常用的是噻嗪类利尿药和噻嗪样利尿药。前者包括氢氯噻嗪(HCTZ)、氯噻嗪、苄氟噻嗪;后者包括氯噻酮(CTD)、美托拉宗和吲达帕胺。所有噻嗪类利尿药都具有苯并噻二嗪核和磺酰胺基的基本结构;而噻嗪样利尿药缺乏特征性的苯环,但仍具有抑制远曲小管中的氯化钠共转运体的能力。体外研究显示,苄氟噻嗪对远曲小管的亲和力是最强的,接着是吲达帕胺和 CTD,最后才是 HCTZ;所有噻嗪类和噻嗪样利尿药均具有抑制碳酸酐酶活性的能力。CTD 优先被红细胞吸收,所以其半衰期非常长,能达到 30~72 小时,而 HCTZ 和吲达帕胺的半衰期在 5~15 小时。MRFIT 研究中 CTD 的降压幅度优于 HCTZ,对血钾和尿酸的影响较 HCTZ 大,但对血脂的影响较 HCTZ 小,并且其心血管保护作用优于 HCTZ。其他文献也提到,HCTZ(每天 12.5~25mg)比其他几类降压药(包括 ACEI、ARB、CCB)的作用小,尽管代谢的副作用较低,但与 CTD 相比,HCTZ 的心血管不良事件发生率高达 19%。CTD 在降低血压、降低心血管事件上较 HCTZ 具有优势的机制尚不清楚。体外试验表明 CTD 能降低肾上腺素介导的血小板聚集,CTD 和噻嗪类利尿药均能降低白蛋白对血管的通透性,但只有 CTD 能促进血管生成。高血压患者的体内研究表明，CTD 改善前臂乙酰胆碱介导的血管舒张功能。另一项由英国国家健康与临床卓越研究所（NICE）小组进行的荟萃分析显示，吲达帕胺在降低血压方面比 HCTZ 更有效。多项荟萃分析也表明，噻嗪样利尿药在降低血压方面优于噻嗪类利尿药，且不增加低钾血症、低钠血症的发生率以及血糖和血清总胆固醇的任何变化。袢利尿药的降压效果较噻嗪类利尿药弱，主要用于心力衰竭合并水肿或更严重的慢性肾脏病[eGFR < 30ml/(min · 1.73m^2)]患者，一般不作为一线降压药物。如单独使用噻嗪类利尿药不能控制体液潴留，可改用或加用袢利尿药。噻嗪类利尿药和袢利尿药的作用部位不同，联用可增加利尿效果。

4. β 受体拮抗剂　JNC8、2014 日本高血压学会（JSH）及 2017ACC/AHA 美国高血压指南已不再推荐 β 受体拮抗剂作为首选的降压药物，而欧洲及我国新指南仍建议 β 受体拮抗剂作为一线药物，其适用于合并快速性心律失常、冠心病、慢性心力衰竭、主动脉夹层、交感神经活性增高及高动力状态的高血压患者。对合并心力衰竭的患者应从极小剂量起始，如比索洛尔 1.25mg，q.d.；美托洛尔缓释片 12.5mg，q.d.；美托洛尔片 6.25mg，b.i.d.~t.i.d.；卡维地洛 3.125mg，b.i.d.。如患者能耐受，每隔 2~4 周将剂量加倍，直至心力衰竭治疗所需的目标剂量或最大耐受剂量。最大日剂量为比索洛尔 10mg、美托洛尔缓释片 190mg、美托洛尔平片 200mg、卡维地洛 50mg，但临床上往往大部分患者都难以用到最大剂量，具体需依据患者的血压、心率耐受情况来决定，因此患者能够耐受的最大剂量即为最适合患者的剂量。常规剂量血压未达标，而心率仍≥ 80 次/min 的单纯高血压患者可增加给药剂量。对于心源性休克，病态窦房结综合征，二、三度房室传导阻滞，失代偿性心力衰竭患者禁用 β 受体拮抗剂；无并存疾病的老年人高血压不宜首选 β 受体拮抗剂；有卒中倾向及心率< 80 次/min 的老年人、肥胖者、糖代谢异常者、间歇性跛行者、严重慢性阻塞性肺疾病患者慎用。长期使用 β 受体拮抗剂的患者由于受体上调，敏感性增加，突然撤药可发生"撤药综合征"，表现为原有的症状加重或出现新的表现，较常见的有血压反跳性升高，伴头痛、焦虑等。故应逐步缓慢撤药，整个撤药过程至少 2 周，每 2~3 日剂量减半，停药前最后的剂量至少给 4 天。

5. 盐皮质激素受体拮抗剂　包括非选择性醛固酮受体拮抗剂（螺内酯）和选择性醛固酮受体拮抗剂（依普利酮），主要用于原发性醛固酮增多症和顽固性高血压。2017 ACC/AHA 美国高血压指南重新明确了难治性高血压的定义，即经过至少 5 种不同类型的降压药，其中包括 1 种长效噻嗪类利尿药（如氯噻酮）以及 1 种盐皮质激素受体拮抗剂（如螺内酯）充分治疗后血压仍不能得到满意控制。2018 ESC/ESH 高血压管理指南也推荐在原治疗的基础上优先选用螺内酯。PATHWAY-2 研究发现，对于 CCB、肾素 - 血管紧张素系统抑制剂（RASI）与利尿药联合治疗后血压控制不理想的患者，加用螺内酯的降压效果明显优于 α 受体拮抗剂或 β 受体拮抗剂，且耐受性良好，在 285 例接受螺内酯治疗的患者中只有 6 例血清钾超过 6.0mmol/L。因此，螺内酯可以在难治性高血压中广泛应用，对于需要第四线药物治疗的难治性高血压患者可以首选螺内酯。长期使用螺内酯可能导致男性乳腺增生等与性激素相关的不良反应，而依普利酮与性激素相关的不良反应则相对较少，但在降压效果方面依普利酮不及螺内酯，总不良反应和严重不良反应没有统计学差异，对轻、中度高血压的疗效尚可，2013 年欧洲心脏病协会及欧洲高血压协会联合声明其可作为螺内酯的替代药物或者用于治疗难治性高血压。

6. α 受体拮抗剂　α₁ 受体拮抗剂包括哌唑嗪、特拉唑嗪、多沙唑嗪；α₂ 受体拮抗剂为育亨宾；非选择性 α 受体拮抗剂包括酚妥拉明等。α₁ 受体拮抗剂不作为一线用药，其最大的优点是没有明显的代谢不良反应，可用于伴糖尿病、周围血管病、哮喘及高脂血症的高血压患者；对肾血流量与肾小球滤过率的影响小，主要通过胆汁与粪便排泄，部分经肾排泄，不易发生蓄积，可用于肾功能不全患者；可通过阻断膀胱颈、前列腺薄膜和腺体、尿道的 α₁ 受体而减轻前列腺增生患者的排尿困难，通常适用于高血压伴良性前列腺增生的患者，以及作为顽固性高血压的联合用药。酚妥拉明主要用于嗜铬细胞瘤的诊治和治疗，以及防止去甲肾上腺素静脉给药外溢导致的皮肤坏死等。育亨宾主要作为实验研究的工具药，不作为降压药物。应用 α 受体拮抗剂的过程中可出现直立性低血压，建议患者初始用药时于睡前服用，以预防直立性低血压的发生。

7. 阿利吉仑　阿利吉仑是第一个非肽类的可口服的强效直接肾素抑制剂，其降压效果与现有的降压药物至少相当，且对靶器官损害（如蛋白尿或左室肥厚）及心力衰竭标志物降低有益。阿利吉仑单用或者联用都能发挥明显的降压作用，降压作用在 2 周内起效，4 周时达到最大。阿利吉仑的安全性和耐受性良好，不良反应发生率和不良反应所致的治疗终止率（1.6%~2.6%）与安慰剂相比，差异无统计学意义。阿利吉仑常见的不良反应主要包括乏力、头痛、头晕、鼻咽炎、腹泻、后背痛；其他不良反应包括高钾血症、低血压、皮疹、尿酸升高及肾结石。咳嗽的发生率为 1.1%，血管性水肿的发生率为 0.06%~0.4%。老年人和肝、肾功能不全患者通常不需要调整剂量，妊娠期妇女禁用。值得注意的是其与 ACEI/ARB 合用易导致高血钾、低血压等不良反应，存在一定的安全隐患，但其与氢氯噻嗪和氨氯地平联用是安全有效的。高脂食物可减少阿利吉仑的吸收，生物利用度约 2.5%，吸收的阿利吉仑经肝胆途径和氧化代谢清除，主要代谢酶是 CYP3A4；血浆清除半衰期为 44 小时，一天服药 1 次即可。

8. 静脉用降压药的临床应用　当患者出现高血压急症时应选择静脉用

药,包括血管扩张剂(硝普钠、硝酸甘油等)、钙通道阻滞药(尼卡地平、地尔硫䓬等)、α受体拮抗剂(乌拉地尔、酚妥拉明)、周围α和β受体拮抗剂(拉贝洛尔、艾司洛尔、美托洛尔等)、利尿药(呋塞米、托拉塞米)、中枢性降压药(可乐定)等,具体应根据患者的诊断和禁忌证来进行选择。

治疗开始时不宜使用强力的利尿药,除非有心力衰竭或明显的体液容量负荷过度,因为多数高血压时交感神经系统和RAAS过度激活,外周血管阻力明显升高,患者体内的循环血容量减少,强力利尿是危险的。还有需要注意的是,高血压合并冠心病的患者不适合选择硝普钠,因为会造成"冠状动脉窃血"(缺血区的心肌由于组织代谢的原因,微动脉已经出现扩张,硝普钠具有扩张微动脉的作用,应用后主要使非缺血区的微动脉扩张,由此造成冠状动脉血流流向非缺血区,形成"冠状动脉窃血"的现象),建议选择硝酸酯类药物。肝、肾功能不全患者由于硝普钠的代谢及清除受到影响,易导致氰化物蓄积中毒,也应尽量避免使用;如需使用,应密切监测氰化物及硫氢酸盐的血药浓度及中毒症状。

(二)降压药物的时辰药理学

人的血压在一天24小时中呈"两峰一谷"的状态波动,即9:00—11:00、16:00—18:00时最高,从18:00时起开始缓慢下降,至次日凌晨2:00—3:00时最低。故出血性脑卒中多发生于白天,而缺血性脑卒中多发生于夜间。

大多数轻、中度高血压患者的血压昼夜节律波动曲线与正常人相似,但血压波动幅度也较大;老年人高血压、重度高血压、有明显的靶器官损害者的血压昼夜波动幅度减少或消失。监测24小时动态血压,夜间血压下降百分率=(白昼血压 − 夜间血压)/白昼平均值(×100%),这个值反映血压的变异性。10%~20%为"杓型";< 10%为"非杓型";> 20%为"超杓型";< 0为"反杓型"。所谓非杓型、反杓型高血压,表现为血压变异减小;血压变异性增大的情况如"晨峰血压"、直立性低血压以及寒冬热夏这种长时间内季节性血压的明显变化;变异性无论减小或增大都将影响人体功能的自我调节,造成相应的脏器损害,从而与许多疾病的发生有关。血压晨峰是指起床后2小时内的收缩压平均值 − 夜间睡眠时的收缩压最低值(包括最低值在内1小时的平均值),≥ 35mmHg为晨峰血压增高。清晨血压可使用半衰期为24小时及24小时以上、真正长效、每日1次的降压药,或采取调整服药时间的方法,以控制患者的24小时血压,并提高患者的依从性,降低长期心脑血管事件风险,改善高血压患者的生存质量。

一般情况下,晚上临睡前不宜服用降压药,以免引起夜间血压过低而增加缺血性脑卒中的机会;一天服用1次的控缓释制剂多在7:00给药;一天2次给药的多以在7:00和14:00服药为宜,使药物作用达峰时间正好与血压自然波动的 2 个高峰期相吻合。但非杓型或反杓型高血压患者睡前给药更有利于夜间血压的控制；ACEI、ARB 及钙通道阻滞药都有睡前给药安全有效的证据，利尿药和 β 受体拮抗剂尚无相关数据，而 α 受体拮抗剂如哌唑嗪、特拉唑嗪由于可引起直立性低血压，故也适合在睡前给药。而对于夜间血压下降超过 30% 者则应避免在晚上服用短效速效降压药物，而早晨 1 次顿服长效制剂效果可能更为理想；夜间血压下降幅度在 10%~20% 者可根据上述方案酌情处理。

（三）患者教育

高血压的治疗除了治疗高血压本身外，还需要控制一切可以控制的危险因素，防止靶器官损害及并发症的产生，延缓病程的发展。高血压患者常常需要服用 2 种以上的药物才能将血压控制，依从性不佳是造成治疗失败的重要原因，临床药师进行用药教育能提高患者的依从性，保证正确服用药物，减少不良反应的发生，以及降低严重不良反应带来的危害程度。患者教育应该贯穿于整个治疗过程，不仅仅局限于出院时。由于每个患者的血压水平、并发症、合并其他疾病、合并用药的情况不一样，患者教育应为个体化的教育。教育策略不尽相同，可口头教育，也可辅以纸质材料、图片或视频等；治疗的不同阶段还可能发生变化。大致可以从以下几点对患者进行教育：

1. 疾病介绍　告诉患者什么是高血压：高血压常常没有明显的症状，但是会引起心、脑、肾、眼等靶器官损害，甚至导致严重的并发症产生，并告诉患者降压目标。

2. 服药疗程　服药只能控制血压，不能治愈高血压，大多数患者需要终身服药，每天定时定量服药，不能随意停药或降低剂量。

3. 服药方法　主要包括用法用量、服药时间、是否需要整片吞服等。如硝苯地平缓释片每天 2 次，每次 20mg；硝苯地平控释片、非洛地平缓释片、地尔硫䓬缓释片等缓控释剂型需要整片吞服，不得掰开或嚼碎；培哚普利、卡托普利、美托洛尔（平片）由于食物影响其生物利用度，需要空腹服用；利尿药应在每天早晨的同一时间服用，以减少夜尿及维持持续的疗效等。

4. 自行监测血压、心率及可能发生的药物不良反应　建议购买电子血压计，监测血压和心率，并记录在本子上，下次就诊时拿给医师看，以便于根据家庭血压监测情况调整给药方案。初始阶段应每天早（6：00—9：00）和晚（18：00—21：00）各测 1 次，每次测量 2~3 遍，取平均值，连续测量 7 天。最好是在早上起床排尿后，服降压药和早餐前，固定时间自测坐位血压。如血压稳定且达标可以每周自测 1~2 天；如血压不稳定或未达标应增加测量次数，每天 2 次或每周数次。如怀疑高血压未控制或治疗的依从性差，则应增加监测频率。对必须在晚上服用降压药的患者，推荐测量服药前的血压。每 0.5~

1年校准1次血压计。

　　血压监测方法具体为患者安静休息至少5分钟后开始测量坐位上臂血压，上臂应置于心脏水平；推荐使用经过验证的上臂式医用电子血压计，水银柱血压计将逐步被淘汰；使用标准规格袖带（气囊长22~26cm、宽12cm），肥胖者或臂围大者（＞32cm）应使用大规格气囊袖带；测量血压时应至少测量2次，间隔1~2分钟，取2次读数的平均值记录；若差别＞5mmHg，应再次测量，取3次读数的平均值记录；老年人、糖尿病患者及出现直立性低血压情况者应该加测站立位血压，站立位血压在卧位改为站立位后1和3分钟时测量；在测量血压的同时应测定脉率。

　　用药过程中如出现皮疹、脸肿、水肿、呼吸困难等过敏现象，腿抽筋、肌肉无力等电解质紊乱的情况，干咳、双下肢水肿、心悸、头痛、面部潮红等不适应来院就诊。

　　5. 氨氯地平起效缓慢，一般2天左右起效；硝苯地平控释片服用后有完整的骨架随粪便排出；服用CCB期间避免大量（超过1.2L）饮用葡萄柚汁；服用哌唑嗪等α受体拮抗剂在起床或由坐卧位变为立位时应动作缓慢，防止发生直立性低血压。

　　6. 生活方式教育

　　（1）限盐：每人每日不得超过6g盐，减少烹调用盐及含钠高的调味品（包括味精、酱油），避免或减少含钠盐量较高的加工食品，如咸菜、火腿、各类炒货和腌制品，建议在烹调时尽可能使用定量盐勺，以起到警示的作用；增加钾摄入，增加富钾食物（新鲜蔬菜、水果和豆类）的摄入量。

　　（2）戒烟：高血压患者需彻底戒烟，并且避免被动吸烟。烟中所含的尼古丁可刺激血管发生痉挛，同时可使血压升高、心跳加快，诱发心绞痛。

　　（3）限酒：不饮酒或不过量饮酒。每日的乙醇摄入量男性不超过25g，女性不超过15g；每周的乙醇摄入量男性不超过140g，女性不超过80g。实际摄入乙醇量的计算方法为酒瓶标示的乙醇含量（%V/V）× 饮用的毫升数/100×0.8。如饮用1听易拉罐啤酒（330ml），乙醇含量标示为3.5%V/V，实际摄入的乙醇量为3.5×330/100×0.8=9.24g。白酒、葡萄酒和啤酒的摄入量大约分别少于50、100和300ml。

　　（4）控制体重：体重指数（BMI）控制在24kg/m² 以下，男性的腰围控制在90cm 以下，女性的腰围控制在85cm 以下；减重不可急于求成，建议将目标定为1年内体重减少初始体重的5%~10%。

　　（5）合理膳食：适量摄入蛋白质和脂肪；饮食以水果、蔬菜、低脂奶制品、富含食用纤维的全谷物、植物来源的蛋白质为主，减少饱和脂肪和胆固醇摄入。

（6）适当规律运动：增加运动，进行中等强度的运动（如步行、慢跑、骑自行车、游泳等），每周至少 4~7 天，每天至少 30~60 分钟。运动强度需因人而异，常用运动时的最大心率来评估运动强度，中等强度的运动为能达到最大心率 [最大心率（次 /min）=220– 年龄] 的 60%~70% 的运动。高危患者运动前需进行评估。

（7）减轻精神压力：保持心理平衡，避免暴躁、易怒、狂喜、压抑等。

六、案　　例

（一）病例介绍

患者，男，63 岁，身高 162cm，体重 75kg。

主诉：血压升高伴右侧面部、肢体麻木 3 年余。

现病史：患者于 2014 年 6 月无明显诱因出现双侧颞部胀痛，伴呕吐胃内容物，无发热，无胸闷，无视物旋转，无腹痛、腹泻，继而出现站立不稳、四肢无力、无法言语，但意识清楚，持续约 0.5 小时，送当地医院治疗，测血压为 230/130mmHg，颅脑 CT 提示"脑梗死"（患者口述，未见单），予降压、改善循环治疗后患者的症状缓解，出院后一直服用依那普利 10mg q.d.、西尼地平 5mg q.d.，血压控制一般，波动在 140~160/90~100mmHg，仍有反复双侧颞部胀痛，伴右侧面部、肢体麻木。门诊以"高血压"收入院。自发病以来，患者的精神状态良好，体力情况良好，食欲和食量良好，睡眠情况良好，体重无明显变化，大便正常，小便正常。

查体：体温 36.5℃，脉搏 79 次 /min，呼吸 18 次 /min，血压 149/90mmHg。心前区无隆起，心尖搏动未见异常，心浊音界未见异常，心率 79 次 /min，律齐，各瓣膜听诊区未闻及病理性杂音，无心包摩擦音。颈动脉搏动未见异常，颈静脉无怒张，肝颈静脉回流征阴性，双股动脉搏动良好，未闻及血管杂音。双下肢无水肿。双足背动脉搏动良好。

辅助检查：血常规示白细胞计数（WBC）6.30×10^9/L，中性粒细胞总数（NEU）2.99×10^9/L，血红蛋白测定（HGB）160g/L，血小板计数（PLT）208×10^9/L；肾功能示尿素氮（BUN）5.6mmol/L，肌酐（CR）68μmol/L，尿酸（UA）517.7μmol/L；血生化示葡萄糖（GLU）7.6mmol/L，糖化血红蛋白（HbA1c）7.6%；血脂示甘油三酯（TG）3.51mmol/L，总胆固醇（CHOL）9.90mmol/L，低密度脂蛋白胆固醇（LDL）6.55mmol/L；胸片示主动脉硬化，左侧锁骨陈旧性骨折；腹部彩超示脂肪肝，胆囊附壁小结石，左肾多发结石，前列腺增大伴钙化，脾、胰、右肾未见明显异常；心脏彩超示左房 34mm、左室 45mm、右房 29mm、右室 24mm、室间隔 11mm，LVEF 35.5%，升主动脉增宽，彩色多普勒血流显像正常，左室舒张顺应性减退。

既往病史：既往有痛风病史 7 年，否认肝炎、结核、传染病病史，否认糖尿病病史，否认手术、外伤史，否认输血史，否认食物、药物过敏史，预防接种史不详。

既往用药史：2009 年 6 月无明显诱因出现双侧颞部胀痛，伴呕吐胃内容物，继而出现站立不稳、四肢无力、无法言语，但意识清楚，持续约 0.5 小时，送当地医院治疗，测血压 230/130mmHg，出院后一直服用依那普利 10mg q.d.、西尼地平 5mg t.i.d.，血压控制一般，波动在 140~160/90~100mmHg。

个人史：生于福建省，久居本地，无疫区、疫情、疫水接触史，无吸烟、饮酒史。已婚，育 3 个子女，配偶健在，子女健在。

家族史：父母已故，父母亲皆有高血压病史，兄弟姐妹健在，否认家族性肿瘤病史。

过敏史：否认食物、药物过敏史。

入院诊断：高血压 3 级（极高危组），脑梗死？

出院诊断：高血压 3 级（极高危组），2 型糖尿病，高胆固醇血症，高甘油三酯血症，高尿酸血症，脑梗死（陈旧性小脑梗死、腔隙性脑梗死）。

用药记录：

1. 降压　替米沙坦片 80mg×q.d.×p.o.（11.8~11.14）；美托洛尔片 25mg×b.i.d.×p.o.（11.9~11.14）。

2. 降脂　瑞舒伐他汀钙片 10mg×q.n.×p.o.（11.7~11.14）；依折麦布 10mg×q.d.×p.o.（11.7~11.14）。

3. 抗血小板　阿司匹林肠溶片 100mg×q.d.×p.o.（11.7~11.14）。

4. 降糖　二甲双胍肠溶片 0.25g×t.i.d.×p.o.（11.9~11.14）。

药师记录：

11.8（入院第 2 天）：血压 163/102mmHg，心率 78 次/min。颅脑 CT 示左侧小脑半球陈旧性梗死灶，伴少许胶质增生；左侧侧脑室体部旁腔隙性梗死灶；脑白质变性，轻度脑萎缩。空腹血糖 6.4mmol/L；早餐后 2 小时血糖 16.5mmol/L；午餐前血糖 14.5mmol/L；午餐后 2 小时血糖 13.5mmol/L；晚餐前血糖 12.8mmol/L；晚餐后、睡前患者外出，未测。

11.9（入院第 3 天）：血压 144/77mmHg，心率 78 次/min。血糖监测：空腹血糖 8.5mmol/L；早餐后 2 小时血糖 13.5mmol/L；午餐前未测；午餐后 2 小时血糖 9.3mmol/L；晚餐前血糖 7.2mmol/L；晚餐后 2 小时血糖 11.5mmol/L；睡前血糖 8.8mmol/L。

11.10（入院第 4 天）：血压 139/73mmHg，心率 73 次/min。24 小时动态心电图（11.8 开始测）示最慢心率（04：26）56 次/min，最快心率（14：19）105 次/min，平均心率 75 次/min。诊断：窦性心律，监测全程 T 波呈间歇性异

常改变。24 小时动态血压（11.8 开始测）示平均血压 146/88mmHg（正常 <
130/80mmHg），白天平均血压 149/91mmHg（正常 < 135/85mmHg），夜间平均
血压 135/81mmHg（正常 < 125/75mmHg），夜间血压下降 9.4%/10.99%（正常 >
10%/10%）。全程动态血压监测，血压改变符合高血压的诊断。血糖监测：
空腹血糖 7.4mmol/L；早餐后 2 小时血糖 9.5mmol/L；午餐前血糖 7.3mmol/L；
午餐后 2 小时血糖 9.3mmol/L；晚餐前血糖 7.2mmol/L；晚餐后 2 小时血糖
11.5mmol/L；睡前血糖 8.8mmol/L。

11.13（入院第 7 天）：血压 140/77mmHg，心率 74 次 /min。冠状动脉 CT 示
左侧冠状动脉前降支近段钙化斑块形成，并管腔轻度狭窄；右侧冠状动脉及
左冠回旋支未见明显异常。胸部纵隔 CT 示左侧冠状动脉前降支近段钙化斑
块形成，并管腔轻度狭窄；右侧冠状动脉及左冠回旋支未见明显异常。血糖
监测：空腹血糖 8.8mmol/L；早餐后 2 小时血糖 7.5mmol/L；午餐前未测；午餐
后 2 小时血糖 7.3mmol/L；晚餐前、晚餐后、睡前未测。

11.14（出院）：血压 136/87mmHg，心率 75 次 /min。

（二）案例分析

该患者为中老年男性患者，既往高血压病史 3 年，高血压诊断基本明确，
针对高血压给予的药物治疗包括：

1. 降压　患者既往高血压病史 3 年，最高血压为 230/130mmHg，入院时
血压为 149/90mmHg。由于怀疑患者脑梗死，血压不宜降得太低，暂未给予降
压药物。11.8 患者颅脑 CT 结果示陈旧性脑梗死，非急性脑梗死，高血压合并
糖尿病，降压目标为 < 130/80mmHg。患者平时使用依那普利 10mg q.d. 和西
尼地平 5mg q.d. 联合治疗，血压控制不佳，入院后给予替米沙坦是合理的，但
不是最佳方案，且单药治疗的降压力度可能不够，建议使用 ACEI 联合其他药
物进行治疗。根据《高血压合理用药指南（第 2 版）》，高血压合并卒中者的降
压药首选利尿药、ACEI 或两者联合（Ⅰ，B），患者痛风病史 7 年，不宜选择利
尿药降压。11.9 患者的心率 < 80 次 /min，加用美托洛尔片 25mg b.i.d.，不是最
佳选择；且高选择性 β_1 受体拮抗剂小剂量使用时对血糖、血脂代谢的影响不
大，但仍可能掩盖低血糖发生的症状，使用过程中需注意监测低血糖的症状。
临床药师建议选择 ACEI 联合长效二氢吡啶类 CCB，二氢吡啶类 CCB 一般情
况下降压作用强于 β 受体拮抗剂，不良反应少而轻微，对血脂、血糖代谢无影
响，对卒中的二级预防可能有益（Ⅱa，B），因此临床药师认为该患者选择此方
案更为合适。出院时患者的血压为 136/87mmHg，没有达标，可根据诊室外血
压调整降压方案。

2. 降脂　患者的总胆固醇（CHOL）为 9.90mmol/L，低密度脂蛋白胆固醇
（LDL）为 6.55mmol/L。根据《中国成人血脂异常防治指南（2016 年修订版）》，

患者为缺血性卒中，属极高危人群，应进行强化降脂，血脂控制目标为低密度脂蛋白胆固醇（LDL）1.8mmol/L 或 LDL-C 降低幅度＞50%。能够使 LDL-C 降低幅度＞50% 的他汀类药物只有阿托伐他汀 80mg 和瑞舒伐他汀 20mg，大剂量使用他汀类药物会使横纹肌溶解的风险增大，因此给予患者瑞舒伐他汀钙片和依折麦布联合降脂是合理的。依折麦布的不良反应小，联合使用他汀类药物和依折麦布治疗的患者耐受性好，而且不增加肝脏毒性、肌病和横纹肌溶解的发生。

3. 抗血小板　考虑患者缺血性脑卒中，使用阿司匹林进行二级预防用药是合理的。阿司匹林在心脑血管疾病二级预防中的作用是明确的，可以有效降低严重心血管事件风险 25%，其中非致命性心肌梗死下降 1/3、非致命性卒中下降 1/4、所有心血管事件下降 1/6。因此，给予患者阿司匹林 100mg q.d. 是合理的。

4. 降糖　血糖控制的目标《中国 2 型糖尿病防治指南（2017 年版）》为空腹 4.4~7.0mmol/L；非空腹＜10mmol/L；糖化血红蛋白（%）＜7.0mmol/L。患者的糖化血红蛋白（%）＞7.6mmol/L、血肌酐 68μmol/L，初始治疗给予二甲双胍片 0.25g t.i.d. 是合理的。患者住院期间空腹血糖没有达标，可加用胰岛素促泌剂。

（三）药学监护要点

1. 每日监护患者的生命体征　包括体温、呼吸、脉搏、血压、心率，评估药物疗效，以便于及时更改药物及药物剂量。血压＜130/80mmHg，静息心率＜80 次 /min。如血压和心率下降过程中出现头晕等不适，应调整剂量以减缓血压和心率下降速度和幅度。

2. 每日观察并记录患者的病情变化　是否有双侧颞部胀痛，伴右侧面部、肢体麻木等，以评估药物疗效。

3. 评价患者多器官受损情况，特别是肾功能情况，以指导药物治疗　患者有高血压多年，首次确诊糖尿病，需要评估微血管及神经病变的情况，询问患者是否有四肢感觉异常、视力是否有改变；复查尿常规、尿蛋白肌酐比值或 24 小时尿蛋白定量，以及血肌酐、尿素氮水平，评估是否合并肾脏损害。

4. 每日监测血糖　血糖控制的目标《中国 2 型糖尿病防治指南（2017 年版）》为空腹 5.4~7.0mmol/L；非空腹＜10mmol/L；糖化血红蛋白（%）＜7.0mmol/L。住院期间每日监测空腹血糖及餐后血糖，注意了解患者是否有心悸、冒汗、头晕、饥饿感等低血糖的表现。

5. 降脂治疗 4~6 周后复查血脂。

6. 每日监护是否有消化道不适和出血症状，注意询问患者是否有牙龈出血、瘀斑、黑便、血尿等其他出血表现。

7. 服用他汀类药物注意监测患者是否有肌肉酸痛、压痛，食欲缺乏，皮肤及巩膜黄染等症状。

8. 阿司匹林肠溶片（拜阿司匹林）应餐前服用，该药为肠溶片，必须整片吞服，服药期间避免饮酒。二甲双胍肠溶片应餐前服用，整片吞服。患者的体重指数为 28.6kg/m²，属于肥胖，建议患者减肥，注意饮食，少吃猪、牛、羊肉，少吃肥肉、人造奶油、动物内脏等高脂食物及咸鱼、咸菜等高盐食物，多吃鱼肉、鸡肉等含脂肪较少的肉类，以及水果和蔬菜，并适当运动。

第二节　继发性高血压

一、继发性高血压概述

一般认为继发性高血压占高血压人群的 5%~10%。继发性高血压是指病因明确的高血压，临床上大多表现为血压难以控制；这类患者发生心脑血管并发症的风险高，但只要及时、积极地去除或控制病因，高血压作为一种疾病的继发性表现将随之治愈或明显缓解，心血管危害也将大大降低。以往对继发性高血压的认识及重视程度不足，不少继发性高血压患者被漏诊。因此，及早发现和查明继发性高血压的病因已成为高血压临床诊断的重要任务和必需内容。

继发性高血压目前最常见的病因有肾实质性高血压、原发性醛固酮增多症、肾血管性高血压和睡眠呼吸暂停综合征。其他病因还有内分泌性高血压（如嗜铬细胞瘤、库欣综合征、甲状腺功能亢进、甲状腺功能减退、甲状旁腺功能亢进和肢端肥大症等）、药物性高血压、主动脉缩窄等和一些罕见的单基因遗传性高血压。

二、药学监护相关的症状、体征与检查指标

（一）症状、体征和病史

常见继发性高血压的症状、体征和病史见表 3-23。

表 3-23　常见继发性高血压的症状、体征和病史

常见病因	症状、体征和病史
肾实质性疾病	尿路感染；尿路梗阻；血尿；滥用止痛药；多囊肾家族史
肾动脉狭窄	肌纤维发育不良：早发高血压（80% 为中青年女性）；动脉硬化狭窄：50 岁以上的患者，高血压突然发生或恶化难控制；发病快，病程短（1~2 年）；多无高血压家族史；舒张压可能很高（超过 130mmHg），而降压效果差。75% 的患者在上腹部或脐旁、腰部可听到收缩期血管杂音

续表

常见病因	症状、体征和病史
原发性醛固酮增多症	难以控制的高血压伴或不伴低血钾；高血压合并肾上腺意外瘤等
嗜铬细胞瘤	阵发性高血压；持续性高血压阵发性加剧；头痛、出汗、心悸伴苍白；嗜铬细胞瘤家族史
库欣综合征	向心性肥胖（满月脸、水牛背、悬垂腹和锁骨上窝脂肪垫丰富）、糖代谢异常、高血压、低血钾、精神异常等；肌肉萎缩、皮肤菲薄、有宽大的紫纹等
睡眠呼吸暂停综合征	夜间睡眠打鼾伴呼吸暂停、夜尿增多、晨起口干头痛、日间嗜睡、记忆力下降；夜间及晨起血压增高，24 小时血压动态监测显示血压波动呈"非杓型"或"反杓型"

（二）检查

1. 体格检查　库欣综合征的特征，神经纤维瘤病的皮肤特征（嗜铬细胞瘤），触诊肾脏增大（多囊肾），听诊腹部杂音（肾血管性高血压），听诊心前区或胸部杂音（主动脉缩窄、主动脉疾病、上肢动脉疾病），股动脉脉搏消失或延迟、股动脉血压低于同时测定的上臂血压（主动脉缩窄、主动脉疾病、下肢动脉疾病），双上臂血压差（主动脉缩窄、锁骨下动脉狭窄），向心性肥胖、满月脸、水牛背、紫纹、多毛（库欣综合征）。

2. 实验室及影像学检查　见表3-24。

表3-24　继发性高血压的实验室及影像学检查

常见病因	实验室检查	一线检查	进一步检查
肾实质性疾病	尿蛋白、尿红细胞或白细胞、肾小球滤过率降低	肾脏超声	肾脏病的详细检查
肾动脉狭窄	双肾长径差 > 1.5cm、肾功能迅速恶化[自发或应用肾素 - 血管紧张素系统抑制剂（RASI）后]、低钾血症（自发或用利尿药后）、偶然发现肾上腺（一些病例在肾上腺外）占位	肾动脉多普勒超声、血浆醛固酮 / 肾素浓度比值（纠正低钾、停用影响RAAS 的药物）	磁共振血管显像、螺旋 CT 血管造影、动脉内数字减影血管造影确证试验（口服钠、盐水输注、氟氢可的松抑制试验或卡托普利试验）、肾上腺 CT、肾上腺静脉取血

续表

常见病因	实验室检查	一线检查	进一步检查
原发性醛固酮增多症	低钾血症（自发或用利尿药后）、偶然发现肾上腺占位	血浆醛固酮/肾素浓度比值[a]（ARR）（纠正低钾、停用影响 ARR 值的药物）	确证试验（口服钠、盐水输注、氟氢可的松抑制试验或卡托普利试验）、肾上腺 CT、肾上腺静脉取血
嗜铬细胞瘤	偶然发现肾上腺（一些病例在肾上腺外）占位	尿游离甲氧基肾上腺素或血浆游离甲氧基肾上腺素	腹部和盆腔 CT 或 MRI[123]I 标记间碘苄胍扫描、致病突变的基因筛查
库欣综合征	血糖增高、低钾血症等	24 小时尿皮质醇	地塞米松抑制试验

注：[a] ARR > 20 作为原发性醛固酮增多症的阳性筛查指标。ARR 筛查期间二氢吡啶类钙通道阻滞药、β 受体拮抗剂、血管紧张素转换酶抑制药和血管紧张素 II 受体拮抗剂、α 甲基多巴和可乐定以及非甾体抗炎药至少需停用 2~4 周，利尿药需停用 4~6 周。

三、药物治疗方案和药物选择

　　继发性高血压患者在心内科并不多见，主要在泌尿外科、心胸外科、呼吸睡眠科进行治疗，因为继发性高血压患者一般解除病因后即可恢复正常血压，预后较好，只有对不能进行手术或不能进行其他非药物方法治疗的患者进行药物治疗。以下将介绍各种继发性高血压的治疗方案。

　　（一）肾实质性高血压

　　肾实质性高血压（hypertension of renal parenchyma）主要是由各种急、慢性肾小球肾炎、糖尿病肾病、慢性肾盂肾炎、结缔组织病、多囊肾等肾实质性疾病引起的，是最常见的继发性高血压。治疗肾实质性高血压疾病一般是先治疗原发性疾病，并在该基础上积极地进行各种降压治疗。ACEI 和 ARB 是有蛋白尿的肾实质性高血压患者降压治疗的首选。这些肾 - 血管紧张素系统抑制剂不仅能够有效地降低患者的血压水平，还能够对患者的肾脏进行有效的保护，从而能够成功地将患者进入终末期肾病的进程推迟，对于中、重度肾功能不全者也有很大的帮助。如患者应用理想的降压药后血压仍未控制，对非尿毒症患者可考虑给予单纯超滤治疗，减少体液潴留；对尿毒症患者应调整腹膜透析或血液透析的频率以及透析液的成分。

　　（二）肾血管性高血压

　　由于患者单侧或双侧肾动脉的主干或者肾动脉的大分支发生狭窄导致

患者的血压出现升高,被称为肾血管性高血压(renal vascular hypertension,RVH)。RVH 的病因主要包括肾动脉粥样硬化(ARAS)、肾动脉纤维肌性发育不良(FMD),其余少见的病因有大动脉炎、肾肿瘤等。改善狭窄、控制血压、改善和保护肾脏功能是肾血管性高血压的治疗原则。对狭窄 75% 的患者可采用支架置入手术或者是经皮肾动脉球囊扩张手术的方法来治疗;介入治疗无效、需同时进行肾旁主动脉重建(在治疗主动脉瘤或严重主、髂动脉闭塞性疾病时)的动脉粥样硬化性肾动脉狭窄患者、合并延伸到节段动脉复杂病变患者、有巨大动脉瘤的动脉粥样硬化性肾动脉狭窄患者或多个肾小动脉受累的患者需进行手术治疗。但是对于肾动脉狭窄合并高血压或肾功能不全的患者是否可以从介入治疗获益还有争议。非对照研究显示肌纤维增生介入治疗获益明显。动脉粥样硬化性肾动脉狭窄的大部分研究显示介入治疗并不能显著获益。目前,对于动脉粥样硬化性肾动脉狭窄患者,如过去的 6~12 个月肾功能稳定,血压通过药物治疗可以控制,则不建议进行介入治疗。在药物治疗方面,单侧肾动脉狭窄呈高肾素活性者首选 ACEI 或 ARB,从小剂量开始,逐渐加量,并密切监测尿量、血肌酐及尿素氮;但是双侧肾动脉狭窄患者禁止使用 ACEI 或 ARB,可选择 CCB、β 受体拮抗剂、α 受体拮抗剂等其他类型的降压药物。

(三)原发性醛固酮增多症

原发性醛固酮增多症(primary aldosteronism)是肾上腺皮质球状带自主分泌过多的醛固酮,导致以高血压、低钾血症、肾素活性受抑为主要表现的临床综合征。原发性醛固酮增多症的 5 个亚型:①特发性醛固酮增多症醛(简称特醛)(60%);②醛固酮瘤(35%);③原发性肾上腺皮质增生;④家族性醛固酮增多症[分为 3 型,Ⅰ 型对糖皮质激素敏感、Ⅱ 型对糖皮质激素不敏感、Ⅲ 型为KCNJ5 基因突变(T158A)];⑤分泌醛固酮的肾上腺皮质癌及异位醛固酮分泌瘤或癌。

1. 单侧的醛固酮腺瘤、肾上腺增生以及醛固酮腺癌患者应首选手术治疗,可通过腹腔镜行患侧肾上腺全切或瘤组织切除手术。术前需先纠正高血压、低血钾、碱中毒,一般术前不必使用激素,但在术中探查双侧肾上腺可能会引起暂时性的肾上腺皮质功能不足,而且必要时需做双侧肾上腺切除,此时应补充激素。一般术前准备时间为 2~4 周,对于血压控制不理想者可联合其他降压药物。

2. 双侧肾上腺病变(特发性肾上腺增生及双侧肾上腺腺瘤)或不能接受手术治疗的单侧病变者选择盐皮质激素受体拮抗剂治疗;Ⅰ 型家族性醛固酮增多症需长期服用糖皮质激素。

3. 螺内酯是最常用的盐皮质激素受体拮抗剂,起始治疗剂量为 20mg/d,

如病情需要，可逐渐增加至最大剂量 400mg/d，分 2~4 次服用。长期服用或择期手术，术前至少应服用 4~6 周，术后第 1 天即可停用。由于螺内酯属于非选择性盐皮质激素受体拮抗剂，在拮抗醛固酮作用的同时可影响雄激素的合成与代谢，因而可导致阳痿、男性乳房发育、性欲减退及女性月经紊乱等副作用。此外可能出现高血钾的副作用，服药期间应注意检测肾功能、血钾。

依普利酮是一种新型的选择性盐皮质激素受体拮抗剂，能特异性地阻断醛固酮的作用。剂量为 50~200mg/d，分 2 次口服。由于对性激素没有明显的抑制作用，因而拮抗性激素的不良反应如男性乳房发育等很少发生。主要副作用是高血钾，因此服药期间应注意监测血钾。肾功能不全 CKD 3 期患者 $[GFR < 60ml/(min \cdot 1.73m^2)]$ 慎用，肾功能不全 CKD 4 期及 4 期以上患者 $[GFR < 30ml/(min \cdot 1.73m^2)]$ 禁止服用。

其他药物如非醛固酮拮抗剂类利尿药阿米洛利和苄氟噻嗪对低肾素的原发性醛固酮增多症可能有效，氨苯蝶啶可用于无法耐受螺内酯的原发性醛固酮增多症患者。抑制醛固酮合成的氨鲁米特、螺内酯的中间代谢产物坎利酸钾和坎利酮对原发性醛固酮增多症患者有一定疗效，但长期应用的有效性和安全性还有待于验证。此外，对血压控制不理想的原发性醛固酮增多症患者可考虑联用 CCB、β 受体拮抗剂、ACEI 或 ARB。

（四）嗜铬细胞瘤

嗜铬细胞瘤（pheochromocytoma，PHEO）是来源于肾上腺髓质或肾上腺外神经链嗜铬细胞的肿瘤，瘤体可分泌过多的儿茶酚胺（CA），引起持续性或阵发性高血压和多个器官功能及代谢紊乱，是临床可治愈的一种继发性高血压。

手术切除是最有效的方法，因为嗜铬细胞瘤大多数是良性肿瘤（少数为恶性的），在进行手术之前要积极有效地控制好患者的血压，为手术做好充分准备①控制血压：术前应用肾上腺素受体拮抗剂使血压下降，一般使用的是酚苄明，此外还可选择降压药如哌唑嗪、多沙唑嗪等。如血压控制不理想，可加用钙通道阻滞药，术前用药时间不应少于 10~14 天。考虑到 β 受体拮抗后 α 受体的缩血管活性会较前升高，可导致血压进一步升高，故此类患者一般不主张单独使用 β 受体拮抗剂。②术前扩容：在控制高血压的前提下，补充一定的血容量能使术中血压下降速度减慢，术后血压回升较快而平稳。③术中危象的防范：常规准备硝普钠及去甲肾上腺素，应对术中可能出现的血压急剧上升或下降。降压还可以选择尼卡地平、乌拉地尔或酚妥拉明。

目前手术治疗嗜铬细胞瘤的效果比较满意，仅下列情况予以药物治疗：①特发性肾上腺素皮质增生者、有手术禁忌证的腺瘤患者、不能切除的皮质癌患者、肾上腺皮质激素可以控制的原发性醛固酮增多症患者；②肿瘤定位诊断不明确者；③恶性肿瘤无法切除或术后复发不能再行切除术者；④不能耐受手术或不愿接受手术者。

（五）主动脉缩窄

主动脉狭窄（coarctation of aorta，CoA）包括先天性主动脉狭窄及获得性主动脉狭窄。先天性主动脉狭窄表现为主动脉的局限性狭窄或闭锁，发病部位常在主动脉峡部原动脉导管开口处附近，个别可发生于主动脉的其他位置；获得性主动脉狭窄主要包括大动脉炎、动脉粥样硬化及主动脉夹层剥离等所致的主动脉狭窄。

主动脉缩窄多数为先天性疾病，临床上一经确诊，原则上不论有否症状，均应争取手术治疗。上肢高血压，上、下肢收缩压压差超过50mmHg或主动脉狭窄处管腔直径＜50%以上为择期手术的适应证。若药物不能控制心力衰竭或上肢收缩压＞150mmHg，则应立即手术。心肌严重劳损、主动脉壁广泛粥样硬化或钙化、合并难以矫正的心内畸形以及主要脏器功能严重障碍者则为手术的禁忌证。该病的术前准备主要是控制高血压，纠正心力衰竭及酸中毒。术式可选用缩窄段上、下主动脉血管对端吻合术，此法在婴儿期较易施行且无须植入移植物，在成人患者及某些特殊情况下则应置入人造血管。术后若出现早期高血压，以利血平为首选药物，也可用硝普钠，保持平均动脉压低于100~110mmHg。术后第3天可改用口服降压药。

（六）库欣综合征

库欣综合征（Cushing syndrome，CS）即皮质醇增多症，过高的血皮质醇水平可伴发多种合并症，引起以向心性肥胖、高血压、糖代谢异常、低钾血症和骨质疏松为典型表现的综合征。典型的临床表现为向心性肥胖、满月脸、多血质、皮肤紫纹等。

促肾上腺皮质激素依赖性库欣综合征主要包括分泌ACTH的垂体外肿瘤（异位ACTH综合征）、ACTH细胞增生、垂体ACTH瘤；非促肾上腺皮质激素依赖性库欣综合征主要包括自主分泌皮质醇的肾上腺腺瘤、腺癌或者大结节样的增生。库欣综合征的治疗上，一方面要去除病因，减少体内的皮质醇含量；另一方面要保证垂体及肾上腺的正常功能不受损害。该病以分泌亢进的肿瘤常见，多数采用手术治疗，仅出现以下情况时考虑非手术治疗：①年轻女性；②临床表现较轻；③不愿或不能耐受手术；④无法切除的皮质癌；⑤皮质癌晚期、复发或转移者。药物治疗主要是控制血压、减轻皮质醇的分泌或作用。降压药的使用与治疗原发性高血压相似。如果出现严重的高皮质醇血症、急性精神病、严重感染等情况需要及时降低皮质醇水平。可用于库欣综合征的药物见表3-25。CS相关高血压的起始治疗首选ACEI或ARB

类的降压药物,如果血压仍高于 130/80mmHg,则根据疾病的严重程度和有无合并低钾血症,可选择与盐皮质激素受体拮抗剂或 CCB 联合;如果血压仍高于 130/80mmHg,可在此基础上加用 α 受体拮抗剂或硝酸制剂,滴定剂量后若血压仍不能达标,可再谨慎选用 β 受体拮抗剂和利尿药。

表 3-25 治疗库欣综合征的药物

药物名称及剂量		作用机制	有效性	不良反应	备注
作用于垂体抑制 ACTH 分泌					
帕瑞肽	600~900μg,皮下注射,2 次/天	生长激素受体激动剂	库欣综合征:76%~88%	胃肠道不良反应,胆石症,胆汁淤积,高血糖,窦性心动过缓	美国和欧洲已获批准
卡麦角林	1~7mg/周,口服,1 或 2 次/周	D₂受体激动剂	库欣综合征:50%~75%(短期);30%~40%(2~3 年)	恶心,呕吐,头晕,精神异常,存在瓣膜病风险	与帕瑞肽联合使用可能效果更好
赛庚啶	24mg/d	血清素受体拮抗剂	个案报道,效果不肯定	缺乏大规模临床疗效判断的研究	缺乏大规模临床疗效判断的研究
作用于肾上腺皮质抑制皮质醇合成					
甲吡酮	750~6000mg/d,分 3~4 次服用	抑制肾上腺皮质的 11β-羟化酶	库欣综合征:75%	胃肠道反应,皮疹,眩晕,多毛(女性),水肿,高血压	更适用于男性,但在妊娠期患者是最常用的药物(未经 FDA 批准)
米托坦	1~12g/d,p.o.	抑制肾上腺皮质激素合成的多个步骤,破坏肾上腺皮质的作用	库欣综合征:83%	恶心,腹泻,头晕,神经症状(共济失调、眩晕、记忆力下降),意识模糊,血脂异常	避免用于在 5 年内有妊娠计划的女性患者

续表

药物名称及剂量		作用机制	有效性	不良反应	备注
依 托 咪 酯	＜0.1mg/ (kg·h),i.v.	抑制肾上腺皮质的 11β-强化酶和17, 20-裂链酶的活性	100%(短期)	镇静作用,麻醉	用于需要尽快改善高皮质醇血症的状况,需要麻醉师监护
作用于靶器官拮抗糖皮质激素受体					
米 非 司 酮	300~1200mg/ d, p.o.	2型糖尿病皮质激素受体拮抗剂	超过80%	肾上腺皮质功能低下,低钾血症,高血压,月经不调,子宫内膜增生,皮疹	2012年2月或FDA批准,禁用于妊娠期

（七）睡眠呼吸暂停综合征

睡眠呼吸暂停综合征(sleep apnea syndrome, SAS)临床上分为中枢型睡眠呼吸暂停综合征(central sleep apnea syndrome, CSAS)、阻塞型睡眠呼吸暂停低通气综合征(obstructive sleep apnea hypopnea syndrome, OSAS)和混合性睡眠呼吸暂停综合征(miscibility sleep apnea syndrome, MSAS), 以 OSAS 最多见。大部分高血压及心血管疾病患者合并有 OSAS。OSAS 致血压升高的机制主要为: ① OSAS 引起的夜间间断性低氧及交感神经活动性增加; ②间歇性低氧造成反复的缺氧和再氧合, 其线粒体内的活性氧类(ROS)持续和过量增加, 高浓度的 ROS 或氧自由基会导致人体各种细胞的结构尤其是内皮细胞损伤, 进而导致内皮依赖的血管舒张效应减弱, 血管张力增加, 血压升高; ③ OSAS 多发生于肥胖者, 肥胖本身可引起肾功能损伤、胰岛素抵抗、高瘦素血症、瘦素抵抗、炎症反应等。

OSAS 需要根据患者的疾病严重程度、上呼吸道解剖结构等实施个体化的治疗, 治疗方法主要有行为干预、手术治疗、持续气道正压通气(CPAP)、口腔矫正器等, CPAP 目前是治疗 OSAS 的最有效的方法。

在治疗的同时辅以药物控制血压, 针对病因, 对于气道狭窄阻塞者可应用血管收缩剂如麻黄碱等, 可增加上气道开放、减低上气道阻力; 呼吸兴奋剂如甲羟孕酮、氨茶碱等可增加通气、减少暂停次数; 抗抑郁药物如普罗替林和氯丙嗪可减少快速眼动睡眠，减轻此期引起的低氧和呼吸暂停。但这些药物治疗 OSAS 的临床效果仍有争议，褒贬不一。胰岛素抵抗的大鼠给予二甲双胍，可使睡眠呼吸暂停指数恢复到基线水平，提示对于人类可能有效。在原发性甲状腺功能减退患者中常见应用甲状腺激素大部分呼吸紊乱得到好转。值得注意的是，有研究发现可乐定能抑制快速眼动睡眠（REM），因此抑制 REM 期呼吸暂停的发生，进而可以减轻夜间低氧血症。有学者认为，OSAS患者夜间缺氧造成心动过缓，而 β 受体拮抗剂可能会因加重心动过缓而导致心脏停搏，故建议在高血压合并 OSAS 的患者中应尽量避免长期应用 β 受体拮抗剂。

（八）药源性高血压

药源性高血压（drug-induced hypertension 或 drug-related hypertension）相关知识是临床药师需要掌握的最重要的内容，因为药源性高血压属于药物副作用，是我们在临床上需要监测和处理的，也是医师常常忽略的部分，牢记可能引起高血压的各类药物有利于提高我们遇到高血压发生时的综合分析能力。

非高血压患者因正常用药所引起的超过正常值的血压升高称为药源性高血压。判断患者出现的高血压是否为药源性高血压可以根据以下几个原则：①血压升高与所用药物在时间上有合理的关联；②该药物的药理作用有致高血压的可能性；③有该药单用或合用导致高血压的相关报道；④停药后血压可恢复至用药前的水平；⑤药物激发试验可使血压再次升高。

药源性高血压的治疗原则包括：①立即停用致高血压的药物；②由于病情需要不能停用致高血压的药物或停药后血压不能恢复者监测血压，行降压治疗；③根据具体药物引起血压升高和影响降压药作用的机制选择合理的降压方案；④积极治疗并发症。

引起高血压的各类药物、诱导机制及防治措施见表 3-26。

表 3-26　引起高血压的各类药物、诱导机制及防治措施

常见药物		作用机制	治疗和注意事项
非甾体抗炎药（NSAID）	布洛芬、萘普生、吲哚美辛、塞来昔布等	水钠潴留；减少循环中的前列腺素含量；肾脏损伤	停药，降压药首选 CCB、ACEI/ARB
激素类	**雌激素**：雌二醇、尼尔雌醇、结合雌激素、孕三烯酮、去氧孕烯炔雌醇	水钠潴留；肾素 - 血管紧张素系统激活；胰岛素抵抗	停药，停药 3~6 个月后血压可恢复正常；如果 3~6 个月后血压仍未恢复，可进行降压治疗，

续表

常见药物	作用机制	治疗和注意事项
		降压药物可选择 ACEI、利尿药和 β 受体拮抗剂
孕激素：甲羟孕酮、炔诺酮、醋酸甲羟孕酮	大剂量用药会产生肾上腺皮质激素反应	
雄激素：甲睾酮、苯丙酸诺龙、司坦唑醇	诱发红细胞增多症；影响钾通道和雄激素受体的调节，导致氮、钠、钾、磷潴留和胰岛素抵抗	
促红细胞生成素：注射用重组人促红素、重组人促红素-β注射液等	血管收缩与细胞内的钙稳态及交感神经兴奋性增加；刺激血管内皮细胞的内皮素合成；红细胞增多症；遗传学机制	治疗贫血时，应该在12~16周内缓慢纠正贫血。血细胞比容的目标值不应超过 30%~35%。治疗过程中应密切监测血压和血容量。首选 CCB 或 α 受体拮抗剂，利尿药和 ACEI 降压不敏感
催产素	大剂量使用时出现抗利尿作用	
垂体后叶素	收缩小动脉；促使肾脏对水的重吸收增加	
糖皮质激素：泼尼松、氢化可的松、地塞米松	糖皮质激素具有盐皮质激素样作用，可引起水钠潴留，激活交感神经，促进肝脏合成血管紧张素原，增加 RAAS 的活性	降压药物可选择利尿药、ACEI/ARB，注意密切监测血钾，预防低钾血症
盐皮质激素：9α-氟氢皮质素、醋酸去氧皮质酮油剂	增加钠的重吸收和促进钾的排泄	
甲状腺素钠	交感神经系统的兴奋性增高	

	常见药物	作用机制	治疗和注意事项
抗精神病类药物	**单胺氧化酶抑剂:** 异烟肼；呋喃唑酮；利血平；三环类抗抑郁药(丙米嗪、阿米替林和多塞平)	抑制单胺氧化酶的活性,使儿茶酚胺类物质和5-羟色胺蓄积而引起血压升高；与拟肾上腺素药、左旋多巴、抗抑郁药、阿片类药物、利血平和呱乙啶、右美沙芬等药物合用使血压升高；与奶酪、动物肝脏、腌鱼、腊肉、啤酒、香蕉、扁豆、薏苡仁、枳实等食物合用使血压升高	停药,单胺氧化酶使用期间及停药后的14天内(至少7天)避免同服肾上腺素能药物和5-羟色胺类制剂,以及酪胺含量高的食物或饮料；如果出现高血压危象,可静脉注射短效α受体拮抗剂酚妥拉明产生拮抗,使血压回落
	文拉法辛	为5-羟色胺、去甲肾上腺素和多巴胺再摄取抑制剂,也具有上述致血压升高的作用	文拉法辛引起的高血压呈剂量依赖性,如出现持续性血压升高,应考虑减量或停药
免疫抑制剂	环孢素、他克莫司	交感神经系统的激活；血容量扩张时利尿反应迟钝；NO介导的血管舒张功能受损和内皮素释放增加；阻断神经钙蛋白后,肾交感神经传入神经被激活	首选CCB(二氢吡啶类CCB对环孢素的血浆分布和浓度影响较小,降压效果较好),随着RAAS活性恢复可使用ACEI类的降压药,联合排钾利尿药,也可应用β受体拮抗剂,多种降压药物联合使用
血管生成抑制剂	贝伐单抗、索拉菲尼	阻断血管内皮生长因子信号通路VEGF介导的内皮细胞合成NO减少；导致微血管稀薄化,即组成微循环的毛细血管数目减少；增加内皮素-1的活性	首选ACEI/ARB(拮抗RAAS活性和减少蛋白尿),还可以选择其他类型的降压药,但不建议选择二氢吡啶类CCB(可引起VEGF释放,所以不应与贝伐单抗等抗VEGF类药物合用)

常见药物		作用机制	治疗和注意事项
麻醉药物	氯胺酮、地氟烷、七氟烷、盐酸纳洛酮	交感神经兴奋性增高	α 受体拮抗剂、可乐定、地尔硫草
	利他林、苯丙胺、可卡因	促使多巴胺和 NE 从神经末梢释放并阻断其回收，使相应的突触部位含量增高和作用时间延长	α 受体拮抗剂、维拉帕米、硝酸甘油
抗帕金森病药物	左旋多巴	刺激突触后膜的多巴胺受体发挥抗帕金森病作用，同时有升压作用	
减肥药	西布曲明	抑制脑内的 5- 羟色胺及 NE 再摄取，增加突触间隙含量，交感神经兴奋性增高	用其他方式减轻体重、ACEI（ARB）、β 受体拮抗剂
肾上腺素 β_2 受体激动剂	硫酸沙丁胺醇、盐酸班布特罗、硫酸特布他林、氯丙那林	激活腺苷酸环化酶，增加细胞内的环磷腺苷合成	慎用于嗜铬细胞瘤或甲状腺功能亢进患者
茶碱类	氨茶碱、多索茶碱、二羟丙茶碱	促进内源性肾上腺和去甲肾上腺素释放的增加	
甘草制剂	甘草酸二铵、胆酸、甘珀酸钠	抑制 11β- 羟基类固醇脱氢酶的活性，皮质醇介导的盐皮质类固醇产生过多而发生血压升高；阻止前列腺素的合成；抑制组胺的合成及释放	停用甘草制剂后血压可恢复，用药时需监测血压，降压药物可选用利尿药、CCB、ACEI（ARB）；根据血钾指标可加用螺内酯
麻黄碱类	麻黄碱滴鼻剂，麻黄碱与氯苯那敏、苯海拉明等配伍	直接激动肾上腺素 α 和 β_2 受体；间接促进 NE 神经递质的释放；有较显著的中枢兴奋作用	α 受体拮抗剂、β 受体拮抗剂
噻唑烷二酮类	马来酸罗格列酮、吡格列酮	水钠潴留	严重心力衰竭者慎用
温补类型的中药	人参、西洋参	机制不详	停药

四、药学监护要点

（一）治疗开始前的药学评估

1. 收集病史 需要进一步了解的是：①高血压发作时的特点；②是否肥胖，睡觉是否打呼噜，是否有出现睡眠呼吸暂停；③平时服用的药物，包括中草药、避孕药和营养品等。

其他同原发性高血压。

2. 查看检查结果 血压、心率、肝功能、肾功能、电解质等。

（二）治疗过程中的药学监护

1. 继发性高血压通常为难以控制的高血压，需要多药联合才能控制血压，且有些类型如嗜铬细胞瘤具有血压波动大的特点，所以需要密切监测患者的血压，根据血压调整给药方案；围手术期应做好充足的准备工作，以应对可能出现的血压波动。

2. 在诊断醛固酮增多症时，由于血浆醛固酮/肾素浓度比值（ARR）受到药物的影响，因而为排除药物干扰应在检测 ARR 前停用相关药物。二氢吡啶类钙通道阻滞药、β受体拮抗剂、血管紧张素转换酶抑制药和血管紧张素 II 受体拮抗剂、α甲基多巴和可乐定以及非甾体抗炎药至少需停用 2~4 周，利尿药需停用 4~6 周。停用上述药物期间如果血压较高，可服用对 ARR 值影响较小的缓释维拉帕米片和/或α受体拮抗剂控制血压。

3. 药物监护同原发性高血压。

（三）治疗注意事项

1. 利尿药和β受体拮抗剂一般不作为肾性高血压治疗的一线治疗药物。长期应用利尿药易导致水与电解质失衡、糖耐量降低、血清脂质与尿酸代谢异常，故主要与 ACEI/ARB、CCB 联合应用，以及存在水钠潴留（水肿）时应用。小剂量的噻嗪类利尿药口服能加强 ACEI/ARB 的降压作用，并减少高钾血症。但患者的肾功能严重损害（肾小球滤过率低于 30ml/min 或血肌酐＞ 265μmol/L）时噻嗪类利尿药的效果不佳，此时应使用袢利尿药（呋塞米、托拉塞米），但当肾小球滤过率低于 10ml/min 时袢利尿药也会失效，应考虑与其他药物联合使用。β受体拮抗剂一般用于患者存在心率偏快、快速性心律失常、合并冠心病和心力衰竭时。

2. 螺内酯导致的男性乳房发育呈明显的剂量相关性，必要时可同时加用氨苯蝶啶、阿米洛利等减少螺内酯的剂量，以减轻其不良反应；为避免高钾血症的发生，肾功能不全 CKD 3 期患者 [肾小球滤过率（GFR）＜ 60ml/（min·1.73m^2）] 慎用，肾功能不全 CKD 4 期及 4 期以上患者 [GFR ＜ 30ml/（min·1.73m^2）] 禁止服用。

3. 继发性高血压患者以手术作为主要治疗手段的，术前需准备好药品（如去甲肾上腺素、酚妥拉明等），以应对术中可能出现的高血压或低血压的情况，详见药物治疗方案和药物选择项下的内容。

4. 尽量避免使用影响血压的药物，如确需使用应注意监测患者的血压。

5. 其他同原发性高血压。

（四）患者教育

1. 肾实质性高血压患者应限钠及维持水平衡，每日的钠盐摄入量应少于3g，通过有效的利尿并依赖患者残余的肾功能使患者达到理想的干体重，同时防止水、电解质紊乱。

2. 使用螺内酯可能出现阳痿、男性乳房发育、性欲减退及女性月经紊乱等副作用，此外可能出现高血钾的副作用，应定期来院检查肾功能和血钾。

3. 其他同原发性高血压。

五、案　例

（一）病例介绍

患者，女，36岁，身高156cm，体重43kg。

主诉：头痛、头晕2天，加重2小时。

现病史：患者于2天前无明显诱因感头痛、头晕，伴有肢体乏力，休息后可缓解，无伴胸痛、胸闷、气促，无发热，无四肢及颜面部水肿，无肢端麻木及刺痛感，未予重视，今日自觉上述症状加重，急来我院就诊，门诊测血压240/130mmHg，予硝普钠降压治疗，血压控制不佳，今为进一步治疗门诊以"头晕查因"收入院。自发病以来，患者的精神状态一般，体力情况一般，食欲和食量一般，睡眠情况较差，体重无明显变化，大便正常，小便正常。

查体：体温36.5℃，脉搏103次/min，呼吸18次/min，血压178/98mmHg。神志清楚，对答切题。颜面部稍潮红，双侧球结膜稍充血、水肿。颈软无抵抗。心界无明显增大，心律齐，未及明显的杂音。四肢肌力正常，双下肢无明显水肿。

辅助检查：白细胞计数（WBC）6.12×10^9/L，钾（K^+）2.93mmol/L，尿素氮（BUN）5.6mmol/L，肌酐（CR）122μmol/L，葡萄糖（GLU）5.4mmol/L，中性粒细胞百分数（NEU%）85.9%，血红蛋白测定（HGB）116g/L，血小板计数（PLT）129×10^9/L。

既往病史：诉2007年孕期有蛋白尿病史，未治疗。2006年有结核病史，规律治疗后治愈。无其他传染病病史。否认有高血压、糖尿病，否认手术、外伤史，否认输血史，预防接种史不详。

既往用药史：不详。

家族史：父母健在，兄弟姐妹健在，否认家族性遗传病病史，否认家族性肿瘤病史。

过敏史：否认食物、药物过敏史。

入院诊断：高血压查因，原发性醛固酮增多症？

出院诊断：高血压急症，左侧肾上腺增生，低钾血症。

用药记录：

1. 降压　NS 50ml+ 硝普钠冻干粉针剂 50mg i.v. 微泵（6.2~6.3）；硝苯地平控释片 30mg × q.d. × p.o.（6.3）；NS 30ml+ 乌拉地尔注射液 100mg × q.d. × i.v. 微泵（6.3~6.5）；阿罗洛尔片 10mg × q.d. × p.o.（6.7~6.10）；福辛普利钠片 10mg × q.d. × p.o.（6.8~6.10）；螺内酯片 20mg × q.d. × p.o.（6.9~6.10）。

出院带药：硝苯地平控释片 30mg × q.d. × p.o.；阿罗洛尔片 10mg × q.d. × p.o.；福辛普利钠片 10mg × q.d. × p.o.；螺内酯片 20mg × q.d. × p.o.。

2. 补钾　NS 500ml+10% 氯化钾注射液 10ml iv.gtt b.i.d.（6.2~6.3）；氯化钾缓释片 1g × t.i.d. × p.o.（6.3~6.8）。

药师记录：

6.3（入院第 2 天）：心率 103 次 /min，律齐，血压 178/98mmHg。患者一般情况可，仍诉时有头痛、头晕，伴肢体乏力，但程度较前减轻。PT-INR 1.19，血钾（K^+）3.14mmol/L。

6.4（入院第 3 天）：早上 9：00 血压 104/58mmHg，心率 81 次 /min；患者精神可，无头晕、头痛、胸闷等不适。18：00 血压上升，波动于 160/110mmHg 左右，伴轻微头晕，伴有视物模糊。20：00 血压 149/110mmHg，心率 103 次 /min。钾 3.1mmol/L。心脏超声示符合高血压心脏病改变，二尖瓣及三尖瓣反流（轻度），LVEF 正常。心电图示窦性心律，左心室肥厚伴劳损，U 波明显。

6.5（入院第 4 天）：早上血压 172/112mmHg，心率 105 次 /min；患者精神好，无头昏、头痛、胸闷等不适。20：00 血压 168/105mmHg，心率 97 次 /min。晚上 11：00 血压升到 190mmHg，临时给予硝酸异山梨酯注射液 50ml 微泵，速度为 3ml/h，血压下降到 138/93mmHg。红细胞沉降率 20mm/h，血钾 3.9mmol/L，氯 110.2mmol/L，同型半胱氨酸 11.4μmol/L，尿钾 34.87mmol/L，尿白蛋白 414mg/L，24 小时尿肌酐定量 4301μmol/L，尿微量白蛋白 / 尿肌酐 96.3mg/mmol。超声示双侧肾动脉血流未见异常；双侧肾上腺未见明显的占位性病变；双肾实质回声增强，建议进行肾功能检查。胸片示右肺上叶少许陈旧性病灶。

6.6（入院第 5 天）：晚上 8：00 血压 135/82mmHg，心率 105 次 /min；患者主诉头晕，无头痛等不适。

6.7（入院第 6 天）：血压 148/89mmHg，心率 105 次 /min；患者精神好，无头

昏、头痛等不适。患者昨日行肾上腺增强 CT 扫描，目前结果未回，尿 17- 羟皮质类固醇（17-OH），尿 17- 酮皮质类固醇（17-KS），香草扁桃酸（VMA），立、卧位血浆醛固酮（ALD），肾素 - 血管紧张素标本已收集完毕，加用阿罗洛尔 10mg q.d. 联合硝苯地平控释片控制血压。

6.8（入院第 7 天）：9：00 血压 142/67mmHg，心率 78 次 /min；10：00 血压 164/106mmHg，心率 80 次 /min；20：00 血压 134/90mmHg，心率 80 次 /min。患者精神好，无头昏、头痛等不适。

6.9（入院第 8 天）：血压 128/72mmHg，心率 76 次 /min。钾（K^+）4.27mmol/L。肾上腺增强 CT 示左侧肾上腺结合部增粗，结合临床考虑为肾上腺增生。血浆醛固酮 / 肾素浓度比值为卧位 81.35、立位 52.16。尿 VMA 9.08mg/24 小时尿。

6.10（出院）：患者一般情况好，无不适主诉。血压 125/86mmHg，脉搏 78 次 /min。

（二）案例分析

该患者为一青年女性患者，无高血压病史，也无其他危险因素，血压很高，低血钾，考虑为继发性高血压。根据患者的血压及检查结果，主要给予降压和补钾治疗。

1. 降压　患者入院时门诊测血压 240/130mmHg，肌酐 122μmol/L，内生肌酐清除率为 40.829ml/min，中度肾损伤，有头痛、头晕等神经精神系统表现，属于高血压急症，给予硝普钠是适宜的。患者年纪轻，血压极高，考虑继发性高血压的可能性大，有必要排除继发性高血压①原发性醛固酮增多症：血压高、血钾低符合，查血钾、尿钾、卧、立位醛固酮、肾素 - 血管紧张素、血浆醛固酮 / 肾素浓度比值（ARR），行肾上腺薄层扫描以进一步明确诊断，检查过程避免使用二氢吡啶类 CCB、β 受体拮抗剂、ACEI、ARB、螺内酯等影响 ARR 值的药物；②嗜铬细胞瘤：阵发性高血压、发作时血压急剧升高符合，查尿 17- 羟、17- 酮，VMA。该患者使用硝苯地平控释片，可能会对检查结果产生一定的影响。入院第 6 天患者肾上腺增强 CT 已扫，尿 17- 羟皮质类固醇（17-OH），17- 酮皮质类固醇（17-KS），香草扁桃酸（VMA），立、卧位血浆醛固酮（ALD）标本已收集完毕，心率 105 次 /min，加用阿罗洛尔控制血压是合理的。入院第 7 天血压 142/67mmHg，心率 78 次 /min，心率较前降低，但血压仍不达标，且出现比较大的波动，加用福辛普利钠片 10mg q.d. 控制血压。入院第 8 天血压、心率达标，病情趋于稳定。肾上腺增强 CT 示左侧肾上腺结合部增粗，结合临床考虑为肾上腺增生；ARR 为卧位 81.35、立位 52.16，原发性醛固酮增多症筛查指标阳性，考虑醛固酮增多症的可能性大，加用螺内酯片 20mg q.d. 是合理的，但原发性肾上腺增生首选还是手术治疗。

2. 补钾　患者的血钾 2.93mmol/L，属于中度低血钾，给予 10% 氯化钾注射液 20ml/d,分 2 次溶于 500ml 0.9% 氯化钠注射液中静脉滴注,药物品种选择、给药剂量、配制浓度和给药途径都是合理的。6.3 血钾 3.14mmol/L,轻度低钾,补钾途径改为口服也是合理的。

(三)药学监护要点

1. 每日监护患者的生命体征　包括脉搏、血压,以评估药物疗效。高血压急症时降压目标是静脉输注降压药,1 小时内使平均动脉血压迅速下降但不超过 25%,在以后的 2~6 小时内血压降至 160/100~110mmHg。血压过度降低可引起肾、脑或冠状动脉缺血。如果这样的血压水平可耐受和临床情况稳定,在以后的 24~48 小时内逐步降低血压达到正常水平。如血压和心率下降过程中出现头晕等不适,应调整给药剂量以减缓血压和心率下降速度和幅度。最终降压目标为 140/90mmHg 以下,心率为 80 次 /min 以下。

2. 评价患者多器官受损情况,特别是肾功能情况,以指导药物治疗　询问患者的视力是否有改变;复查尿常规、尿蛋白肌酐比值或 24 小时尿蛋白定量,以及血肌酐、尿素氮水平,评估是否合并肾脏损害。

3. 硝普钠使用注意事项　①注意硝普钠的使用方法:静脉滴注不可与其他药物配伍,滴注需避光,配制后 24 小时内使用;药物治疗时间应尽可能缩短,静脉给药速度不应超过 2μg/(kg·min)。接受高剂量硝普钠 [4~10μg/(kg·min)] 治疗的患者应静脉注射硫代硫酸盐。②监测硝普钠的不良反应:在使用硝普钠的过程中可能出现硫氰酸盐或氰化物中毒,特别是肝、肾功能不全患者。前者表现为运动失调、视物模糊、谵妄、眩晕、头痛、意识丧失、恶心、呕吐、耳鸣、气短;后者表现为反射消失、昏迷、心音遥远、低血压、脉搏消失、皮肤粉红色、呼吸浅、瞳孔散大。该患者肾功能不全,肌酐清除率为 38.1ml/min,用药超过 48 小时须每日监测氰化物浓度,不超过 3μmol/ml。但由于本院无氰化物浓度检测项目,只能密切监测中毒的症状,一旦出现氰化物中毒的症状,首先应该停药;必要时进行药物治疗:亚硝酸钠、亚甲蓝、硫代硫酸钠(1g)、吸入亚硝酸异戊酯和羟钴胺;此外,血液透析的方法也可用于硫氰酸盐中毒的解救。

4. 药品使用方法　硝苯地平控释片不能掰开服用,更不能嚼碎或压碎服用;氯化钾缓释片应整片吞服,不得咬碎;螺内酯进食时或餐后服药,以减少胃肠道反应,并可能提高生物利用度。

5. 监测血钾　患者低血钾,需复查血钾,并监测患者①是否有低血钾引起的周期性发作性肌肉无力的症状:轻者出现间歇性肌肉无力,重者可发生呼吸肌麻痹,导致呼吸困难;②是否有低钾引起的代谢性碱中毒及低钙血症、低镁血症导致的症状:肢端麻木、手足抽搐及肌肉痉挛;③是否有失钾性肾病的表现:多尿和夜尿增多;④低钾引起的心血管反应:快速性心律失常;

⑤补钾引起的不良反应：恶心、呕吐、咽部不适、腹痛、腹泻等消化道反应；
⑥监测心电图及高钾血症引起的症状：软弱、乏力、手足和口唇麻木、不明原因的焦虑、意识模糊、呼吸困难、心率减慢、心律失常、传导阻滞，甚至心搏骤停。

第三节　肺动脉高压

一、疾病定义

肺动脉高压（pulmonary arterial hypertension，PAH）是以血管增殖、重塑，原位血栓形成，肺血管床进行性闭塞和肺血管阻力进行性增加而肺静脉压力正常为主要特征的肺小动脉疾病，最终可导致患者右心衰竭甚至死亡。WHO定义 PAH 的诊断标准为静息状态下肺动脉平均压＞25mmHg，运动状态下＞30mmHg。

二、药学监护相关的症状、体征与检查指标

（一）典型症状

症状呈非特异性，包括气短、乏力、虚弱、心绞痛、干咳和晕厥。仅重症病例才在休息时表现出上述症状。PAH 的症状因基础病因不同而不同，也与并发疾病相关。

（二）体格检查

包括左侧胸骨旁抬举样搏动、肺动脉瓣区第二音亢进、右心室区闻及第三心音、三尖瓣听诊区收缩期反流性杂音及肺动脉瓣听诊区舒张期反流性杂音；颈静脉压力增高、肝大、腹水、外周性水肿，晚期患者四肢末梢发凉（循环差）。临床检查可通过潜在的肺动脉高压病因而修正（阳性体征因造成 PAH 的病因不同而不同）。

（三）检查指标（疾病诊断的主要依据）

1. 心电图　可提供 PAH 的证据，显示右房增大或右室肥厚，但心电图正常不能除外 PAH 的诊断。

2. 胸部 X 线　许多 PAH 患者在诊断时的胸部 X 线检查异常，主要表现为中央肺动脉扩张和远端血管"截断"（减少）征。

3. 经胸部超声心动图　在 PAH 的诊断中至关重要，可反映 PAH 对心脏造成的影响并通过连续波多普勒测量估算肺动脉压（PAP）。

4. 肺功能检查和动脉血气分析　可识别潜在的气道或肺实质性疾病。

5. 胸部高分辨率 CT 和增强 CT　分别用于识别肺部疾病，一般对于肺动

脉高压患者需要完成 CT 肺动脉造影,可以用于识别慢性血栓栓塞性肺动脉高压患者。

6. 心脏磁共振成像 准确评估右心室内径、形态和功能。

7. 血液化验、免疫学检查和腹部 B 超 用来鉴别一些类型的肺高压的病因和可能造成的终末期管损伤。

8. 右心导管检查(RHC) 确诊 PAH 的金标准,可评估血流动力学损害的严重程度,并且对部分患者可以行肺循环的急性血管扩张试验。

三、药物治疗方案和药物选择

(一)PAH 的治疗

PAH 的治疗近年来取得迅速进展,患者的生活质量和生存率明显改善,但 PAH 目前仍是一种无法治愈的慢性疾病。首先应根据患者临床分类的不同选择相应的治疗方案,以内科治疗为主。PAH 的治疗不单纯是处方靶向治疗药物,而是一个包括严重程度评价、一般及支持治疗、急性肺血管反应性评价、PAH 特异性治疗、联合治疗、疗效评估及介入外科治疗的复杂过程。

1. 一般治疗 PAH 是一种慢性致死性疾病,一般治疗包括运动和康复训练、避孕、绝经期激素替代治疗、旅行、心理治疗、预防感染及择期手术指导等多个方面,鼓励患者及家庭成员参与 PAH 患者俱乐部等组织,增强战胜疾病的信心。

2. 支持治疗

(1)抗凝治疗:特发性 PAH 易合并远端小肺动脉原位血栓形成,心力衰竭和活动减少也易导致静脉血栓形成,因此建议对无抗凝禁忌的特发性、遗传性和多环芳烃类药物所致的 PAH 患者给予华法林抗凝治疗,抗凝强度建议 INR 维持在 2.0~3.0。

(2)肺动脉高压所致的心力衰竭的治疗

1)利尿药:右心功能不全可导致体液潴留,出现颈静脉充盈、肝及胃肠道淤血、胸腔积液、腹水和下肢水肿,建议对存在明显的容量超负荷的 PAH 患者给予利尿药。治疗期间应密切监测血钾和肾功能,防止低钾血症和肾前性肾衰竭的发生。

2)地高辛:CO 低于 4L/min 或心指数低于 2.5L/(min·m^2)是应用地高辛的首选指征;另外,右心室扩张、基础心率 > 100 次/min、心室率偏快的心房颤动等也均是应用地高辛的指征。如果 PAH 患者的心功能较差,严重低氧血症,使用地高辛的过程中出现频发室性心律失常需考虑电解质紊乱及地高辛中毒的可能性,应格外注意。

3)多巴胺和多巴酚丁胺:是治疗重度右心衰竭(血流动力学不稳定的

WHO 心功能Ⅲ或Ⅳ级患者）首选的正性肌力药物，患者血压偏低首选多巴胺，血压较高首选多巴酚丁胺。2 种药物的推荐起始剂量为 $2\mu g/(kg \cdot min)$，可逐渐加量至 $8\mu g/(kg \cdot min)$。根据患者的具体情况可选择 1 种药物或联合使用。

（3）氧疗：尽管吸氧并不能改善艾森门格综合征患者的病程，仍建议对 PaO_2 低于 60mmHg 的患者给予吸氧治疗，且每日 > 15 小时。对其他类型的 PAH 如动脉血氧饱和度低于 90%，则建议进行常规氧疗。

3. PAH 特异性治疗

（1）选择性肺血管扩张剂：随着对 PAH 发病机制研究的迅速进展，针对不同发病环节的特异性肺血管扩张剂陆续研发成功。目前已上市的肺血管扩张剂有钙通道阻滞药（CCB）、前列环素及其结构类似物、内皮素受体拮抗剂、5 型磷酸二酯酶抑制剂和 Rho 激酶抑制剂等。欧美指南均强调 CCB 仅适用于急性肺血管扩张试验呈阳性应答的患者。对于急性肺血管扩张试验呈阴性的患者：①美国指南根据肺动脉高压的危险度评估来决定患者的治疗策略。低危患者推荐的一线治疗为内皮素受体拮抗剂或 5 型磷酸二酯酶抑制剂，高危患者推荐的一线治疗为持续静脉注射依前列醇或曲前列素。②欧洲指南根据WHO 肺动脉高压功能分级决定治疗策略。Ⅱ级患者推荐内皮素受体拮抗剂或 5 型磷酸二酯酶抑制剂治疗；Ⅲ级患者推荐内皮素受体拮抗剂或 5 型磷酸二酯酶抑制剂或前列环素类似物治疗；Ⅳ级患者推荐的一线治疗为持续静脉注射依前列醇。③单一药物治疗效果不佳者考虑联合治疗。④肺移植和 / 或房间隔造口术可用于虽经最佳药物治疗但病情仍持续进展的患者。

（2）钙通道阻滞药（CCB）：对急性肺血管扩张试验结果呈阳性的患者应根据心率情况选择 CCB，基础心率较慢的患者选择二氢吡啶类如硝苯地平或氨氯地平，基础心率较快的患者则选择地尔硫草。为避免并发症的发生，推荐使用短效药物，并从小剂量开始应用，在体循环血压没有明显变化的情况下逐渐递增剂量，争取数周内增加到最大耐受剂量，然后维持应用。应用 1 年还应再次行急性肺血管扩张试验重新评价患者是否持续敏感，只有心功能稳定在Ⅰ~Ⅱ级且肺动脉压力降至正常或接近正常的长期敏感者才能继续应用。高剂量 CCB 推荐用于特发性肺动脉高压（IPAH）、先天性肺动脉高压（HPAH）和药物使用相关性肺动脉高压（DPAH）患者（Ⅰ，C）；且这类患者每 3~4 个月进行完整的评估（Ⅰ，C）；在血流动力学明显改善并接近正常的 WHO Ⅰ~Ⅱ级患者推荐持续使用高剂量 CCB 治疗（Ⅰ，C）；对于特定的 WHO Ⅲ~Ⅳ级且血流动力学接近正常的患者推荐启用高剂量 CCB 治疗（Ⅰ，C）。除非因其他原因使用标准剂量的 CCB，未行血管反应试验或试验无反应的患者不建议使用高剂量 CCB 治疗（Ⅲ，C）。

（3）前列环素类药物：前列环素是血管内皮花生四烯酸的产物，它通过刺激环磷酸腺苷的生成引起肺血管平滑肌舒张并抑制平滑肌的生长，还具有强大的抗血小板聚集作用。临床上使用的有依前列醇、伊洛前列素、曲前列素及贝前列素等。在国内，雾化吸入和/或静脉泵入伊洛前列素是 PAH 导致右心衰竭患者的首选抢救药物，也是 WHO 心功能Ⅲ~Ⅳ级患者的一线用药。

（4）内皮素受体拮抗剂：可改善 PAH 患者的临床症状和血流动力学指标，提高运动耐量，改善生活质量和生存率，推迟临床恶化的时间。欧洲和美国指南均认为该药是治疗 WHO 心功能Ⅲ级 PAH 患者的一线治疗药物。该类药物主要包括波生坦、西他生坦、安立生坦及马西替坦等。目前在我国上市的有波生坦及安立生坦。波生坦属于双重内皮素受体拮抗剂，可显著改善中国 PAH 患者的运动耐量、WHO 心功能分级以及血流动力学指标，且患者的耐受性良好。成人第 1 个月 62.5mg/ 次，每日 2 次；若无不良反应，则增至 125mg/ 次，每日 2 次。体重为 20~40kg 和 10~20kg 的患者的剂量分别为正常体重成人的 1/2 和 1/4。安立生坦是一种非磺胺类、丙酸选择性内皮素受体拮抗剂，其突出的优点是不良反应较波生坦轻微，推荐剂量为 5~10mg/ 次，每日 1 次。

（5）5 型磷酸二酯酶抑制剂：目前可用于治疗 PAH 的 5 型磷酸二酯酶抑制剂包括西地那非、伐地那非和他达拉非。我国目前尚未批准该类药物治疗 PAH 的适应证，也没有治疗 PAH 的专用剂型。已有研究证实，西地那非可安全有效地用于我国 PAH 患者的治疗。欧洲药监局批准的剂量如下：体重 > 20kg 的患者，20mg/ 次，每日 3 次，口服；体重 ≤ 20kg 的患者，10mg/ 次，每日 3 次，口服。我国学者首次证实另一种 5 型磷酸二酯酶抑制剂伐地那非可有效改善 PAH 患者的运动耐量、心功能分级以及血流动力学指标，并且耐受性良好。推荐伐地那非的治疗剂量为 5mg，1 次 /d；持续 2~4 周后加量为 5mg，2 次 /d。他达拉非已被美国 FDA 批准用于 PAH 的治疗，推荐剂量为 40mg/ 次，每日 1 次，口服，但国内多为 10~20mg/d。

（6）Rho 激酶抑制剂：Rho 激酶通路激活是 PAH 患者发病机制中的一个重要环节，诸多研究已证实 PAH 动物模型的 Rho 激酶通路被激活，而使用 Rho 激酶抑制剂则能降低肺动脉压力并逆转肺血管和右心室重构。目前已有小样本临床研究发现静脉注射法舒地尔可降低 PAH 患者的肺血管阻力，增加 CO，并且安全性好。

（7）鸟苷酸环化酶激动剂：能够直接刺激鸟苷酸环化酶，增强其对低水平 NO 的敏感性。目前唯一的药物为利奥西呱（riociguat），对 PAH 和血栓栓塞性 PAH 均有效，已获美国 FDA 批准用于 PAH 的治疗。治疗开始剂量为 1mg/ 次，每日 3 次，每间隔不短于 2 周的时间增加 0.5mg，直至最大耐受剂量 2.5mg。

（8）选择性前列环素受体激动剂：受体激动剂可增加前列环素的浓度，

松弛血管壁平滑肌,扩张血管,降低肺动脉血管的压力。Selexipag 是一种口服、长效的新型高选择性前列环素受体激动剂,2015 年 12 月由美国 FDA 批准上市,用于肺动脉高压的治疗。该药治疗 PAH 的疗效确切,可舒张肺动脉,抑制血小板聚集,受血管内皮细胞更替再生影响,各项临床试验均取得满意的结果。Selexipag 的推荐起始剂量为 200μg b.i.d.,通常以每周 400μg(200μg b.i.d.)的增量来递增剂量,直至最大耐受剂量 1600μg b.i.d.。如果患者不能耐受新剂量,应将剂量减低至此前的耐受剂量。

4. 联合治疗　当单个药物无法有效改善症状和 / 或血流动力学时,建议加用另一种药物,即启动联合治疗,该治疗策略称为序贯联合治疗。初始联合治疗指一开始就使用 1 种以上的血管扩张剂,即以最大的效应开始使用,但要注意血压下降等不良反应。

(二)左心疾病和肺部疾病相关性肺动脉高压的基本治疗策略

治疗原发性疾病和诱发因素。

(三)慢性血栓栓塞性肺动脉高压(CTEPH)的药物治疗

以上所提及的肺血管扩张剂可缓解此类患者的症状和预后。血栓栓塞性狭窄和较大的肺动脉阻塞可导致继发性肺动脉病变,如小肺动脉血管壁增厚,这些血管扩张剂对肺血管异常病变的治疗有效。

四、药学监护要点

PAH 是一种发病机制复杂、预后差的疾病,早期诊断与合理治疗对改善预后尤为重要,且一些新型靶向治疗药物在我国还缺乏系统的用药经验,因此更需要在日常治疗中加强对 PAH 患者进行有针对性的、个体化的药学监护,优化给药方案,确保该类患者的用药安全性和有效性。

1. 基本情况评估　对患者的现病史、既往史、用药史、食物和药物过敏史、药品不良反应、家族史等进行详细了解,帮助我们把握患者的整体情况。

2. 一般药学评估　患者入院后及时完成对患者和 / 或家属的药学问诊,收集患者的阳性体征、体格检查及辅助检查等(包括功能分级、心电图、6 分钟步行试验、CPET、超声心动图、基本实验室检查、扩展的实验室检查、血气分析、右心导管等),评估患者的基础疾病情况、肝肾功能等病理生理状态,进一步了解患者的病情严重程度,针对患者的特点,参照指南制定不同的给药方案及用药剂量。对患者的心率、体循环血压、肺动脉压及心功能等基本体征进行严密监测,以及时评估疾病进展情况及药物治疗效果。

3. 针对 PAH 患者治疗用药的药学监护

(1)支持治疗药物使用的药学监护:在患者服用华法林期间,药学监护的重点应该是强调抗凝的重要性及告知患者定期监测 INR 等凝血指标;同时针对华法林的用法用量、不良反应及服药期间的生活习惯对患者进行用药教育，如进食富含维生素 K 的绿色蔬菜的量应尽量稳定，用药期间注意有无相关出血的表现，与其他药物同服时应事先咨询医师或临床药师等，最好向患者发放华法林用药教育的相关资料，保证患者服用华法林期间的安全性及有效性。

（2）选择性肺血管扩张剂使用的药学监护

1）CCB：首先，在使用 CCB 前必须行急性肺血管扩张试验，结果阴性的患者禁用该类药物，结果阳性的患者方可使用，在应用 CCB 1 年后还应再次行急性肺血管扩张试验重新评价患者是否持续敏感。其次，在具体用药选择上，为避免并发症的发生，推荐使用短效药物，且在用药前监测患者的心率以确定 CCB 的使用种类：基础心率较慢（< 60 次 /min）的患者应选择二氢吡啶类如硝苯地平或氨氯地平，基础心率较快的患者则选择地尔硫草。再次，在药物使用剂量上应从小剂量开始应用，并密切监测患者的血压情况，在体循环血压没有明显变化的情况下逐渐递增剂量，数周内增加到最大耐受剂量后维持应用，只有心功能稳定在 Ⅰ ~ Ⅱ 级且肺动脉压力降至正常或接近正常的长期敏感者才能继续应用，而对正在服用且疗效不佳的患者应逐渐减量至停用。最后，除对患者的心率、体循环血压、肺动脉压、心功能等指标进行监测外，还应对 CCB 易引起的不良反应进行监测，如踝部水肿、牙龈肿胀、肝肾功能损害等，严重时应逐渐减量至停药观察。

2）前列环素类药物：该类药物目前在我国唯一上市的是吸入用伊洛前列素，其肺血管选择性良好，血管扩张作用可持续 35~40 分钟。患者使用伊洛前列素雾化液时，临床药师应告知护士一次吸入未用完的雾化液必须弃去，同时注意雾化液不可接触皮肤及眼睛，并且要避免口服。伊洛前列素常见的不良反应有血管扩张引起的潮热或面部发红、头痛、咳嗽增加及血压降低（低血压）等，因此临床药师应密切监测患者的血压，并建议医师谨慎联用体循环降压药以避免血压的进一步降低，对于体循环压力较低的患者（收缩压低于85mmHg）不应使用该药。此外，如患者出现口腔开合困难（颊肌痉挛），应考虑为该药的不良反应。

3）内皮素受体拮抗剂：该类药物的不良反应主要有①潜在的肝功能损害：主要表现为氨基转移酶或总胆红素升高。临床药师应建议医师及患者使用该类药物期间至少每月监测 1 次肝功能，如氨基转移酶增高至正常值高限的 3~5 倍，可将剂量减半或暂停用药，每 2 周监测 1 次肝功能，待氨基转移酶恢复正常后再次使用；增高 5~8 倍应暂停用药，每 2 周监测 1 次肝功能，待氨基转移酶恢复正常后再次用药；达 8 倍以上，或氨基转移酶升高伴有肝损伤的临床症状（如恶心、呕吐、发热、腹痛、黄疸、嗜睡或疲劳），或总胆红素升高超过正常值上限水平的 2 倍时，需立即停用，终身不再考虑重新用药。②血液学变化：主要为血红蛋白浓度及血细胞比容下降。本文在 1 例 PAH 患者的药学监护中发现患者使用安立生坦后血红蛋白及血细胞比容明显降低（血红蛋白最低至 78g/L，血细胞比容最低至 22.6%），停药后逐渐恢复正常，认为该不良反应与安立生坦有关。因此临床药师应建议医师在开始该类药物治疗前、开始治疗后的第 1 个月，以及随后定期检测血红蛋白。如果患者伴有临床意义的贫血，则不推荐使用此类药物治疗；如果患者在治疗过程中出现有临床意义的贫血并且排除了其他诱因，则应考虑停止此类药物治疗。③体液潴留：外周性水肿是内皮素受体拮抗剂的一种已知效应。在开始此类药物治疗前，临床药师应建议医师对体液潴留的患者使用利尿药治疗；开始治疗后，临床药师应密切监测患者体液潴留的症状（如体质量增加），一旦出现此类症状应建议医师开始使用利尿药或增加正在使用的利尿药的剂量。此外还应注意的是，波生坦与格列本脲合用可使患者的氨基转移酶升高，与环孢素合用可使血液中的环孢素浓度降低大约 50%，因此禁止波生坦与格列本脲或环孢素联合使用。临床药师需告知患者用药期间应限制液体摄入，如出现恶心、呕吐、发热、腹痛、皮肤变黄、头晕、嗜睡或疲劳等症状应及时告知医师或临床药师；同时还应告知患者服用安立生坦时应整片吞服，不能对药片进行掰开、压碎或咀嚼。

4）5 型磷酸二酯酶抑制剂：该类药物目前国内仅批准其适应证为勃起功能障碍，尚未批准其治疗 PAH 的适应证。西地那非的作用特点是疗效随时间延长而降低，需加大剂量方可维持疗效，但随着剂量加大，不良反应也增多，尤其是 17 岁以下的患者。因此，目前欧美国家不推荐采用大剂量方式治疗 PAH。用药前临床药师应了解患者的体重，结合患者的体重给药。需要注意的是该类药物可增强硝酸酯类药物的降压作用，故服用任何剂型硝酸酯类药物的患者，无论是规律服用或间断服用均为禁忌证。临床药师在治疗期间应密切监测患者的血压，并提醒医师本品不能与硝酸酯类药物联合应用。

5）Rho 激酶抑制剂：法舒地尔只可静脉滴注使用，不可采用其他途径给药。该药有扩张血管的作用，可引起低血压、颜面潮红、反射性心动过速及出血等，在用药过程中应注意血压变化及给药速度，对于颅内出血及可能发生颅内出血以及低血压的患者禁用。用药过程中应密切注意临床症状及 CT 改变，如发现颅内出血应立即停药并进行适当处理。妊娠期或可能妊娠的妇女及哺乳期妇女应避免使用。

6）鸟苷酸环化酶激动剂：利奥西呱常见的不良反应有头痛、眩晕、消化不良 / 胃炎、恶心、腹泻、低血压、呕吐、贫血、胃食管反流及便秘。用药期间注意监护患者有无低血压、出血以及肺静脉闭塞，如患者发生低血压的体征和症状考虑减低剂量，而对于严重出血以及肺静脉闭塞的患者应停药并对症处理。吸烟者与不吸烟者比较其血浆浓度减低 50%~60%，因此对于吸烟患者应教育其戒烟，如无法戒烟，则可能需要更大的剂量。因可能导致严重的低血压，该药禁止与硝酸盐类药物及 PDE 抑制剂联用。利奥西呱与 CYP450 的强效抑制剂和 P-gp/BCRP 抑制剂例如唑类抗真菌药（如伊曲康唑）或 HIV 蛋白酶抑制剂（如利托那韦）同时使用可增加利奥西呱的暴露量和可能导致低血压，因此应注意监测并减量，必要时停药；而 CYP3A 的强效诱导剂（如利福平、妥英钠、卡马西平、苯巴比妥及圣约翰草等）可能显著减低利奥西呱的血药浓度。该药的生物利用度不受食物影响，但与抗酸药联用时两者之间应间隔至少 1 小时以上。因该药有胚胎及胎儿毒性，禁用于妊娠期或计划妊娠及哺乳期妇女。

7）选择性前列环素受体激动剂：Selexipag 需要从低剂量（200μg b.i.d.）开始服用，每周增加 400μg（200μg b.i.d.），最大剂量为 1600μg b.i.d.。该药的不良反应主要包括头痛、腹泻、下颚痛、恶心、肌痛、呕吐、四肢痛和潮红等，与食物同服时耐受性会改善。随着给药时间延长，这些不良反应会逐渐减轻。如果在递增剂量的过程中患者不能耐受新剂量，应将剂量减低至此前的耐受剂量。Selexipag 为前体药，是 P 糖蛋白底物，在肝脏被羧酸酯酶 1 水解为活性代谢产物 ACT-333679，两者均通过 CYP3A4 和 CYP2C8 代谢，CYP2C8 的强效抑制剂如吉非罗齐可能会显著提高两者的血药浓度，因此应避免同服。如果遗忘服药 1 次，患者应尽快补服遗忘的剂量，除非下次剂量在此后的 6 小时内。如果治疗遗忘 3 天或 3 天以上，应以较低剂量重新开始 Selexipag 治疗，然后再递增剂量。

4. 患者用药教育　PAH 患者常有不同程度的精神紧张和心理抑郁，临床药师应重视这一现象，注意对患者进行心理疏导，积极开展用药教育：①告知患者不要长期卧床，鼓励适当活动；②避免过重体力活动或去高原旅行（海拔高于 1500m）；③乘飞机需补充氧气；④限钠饮食（< 2400mg/d）；⑤提高机体免疫力，尽量预防流感和肺炎链球菌肺炎；⑥避免服用食欲抑制剂及收缩鼻窦药；⑦注意某些药物与 PAH 治疗药物之间的相互作用，如格列本脲或环孢素与波生坦禁忌联用、硝酸酯类与西地那非禁忌联用；⑧避免强体力劳动、适龄女性患者妊娠和分娩；⑨雌激素避孕药可能会增加静脉血栓栓塞症的风险。

第四节　高血压合并其他疾病

一、高血压合并糖尿病

（一）概述

高血压合并糖尿病对心血管的危害有协同效应，高血压是糖尿病心血管和微血管并发症的重要危险因素，而糖尿病一旦合并高血压，将明显增加心脑血管事件的发生风险，并加速视网膜病变和肾脏病变的发生与发展。两者合并的心血管危害的净效应是普通人群的 4~8 倍，而血压控制良好则可以明显降低心血管终点事件的发生。2017 ACC/AHA 高血压指南建议对糖尿病合并高血压的患者的血压控制目标为 < 130/80mmHg。《中国 2 型糖尿病防治指南（2017 年版）》对糖尿病合并高血压的患者的血压控制目标为 < 130/80mmHg，如果合并肾病，尤其是尿蛋白 > 1.0g/L 时，血压则应进一步控制在 120/75mmHg 以内，以降低血压升高对肾脏功能的损害。对于糖尿病合并高血压的患者来说，血压控制和血糖控制是同样重要的，合理的降压治疗可以降低心脑血管事件的发生风险，减轻靶器官损害，减少致死率和致残率，提高患者的生活质量，延长寿命。

（二）药物治疗方案和药物选择

高血压合并糖尿病的患者的降压治疗需要长期平稳降压，改善血压的昼夜节律，兼顾靶器官保护和对并发症的益处。《中国高血压防治指南（2018 年修订版）》指出，收缩压为 130~139mmHg 或舒张压为 80~89mmHg 的糖尿病患者可进行不超过 3 个月的非药物治疗，包括戒烟、限酒、合理膳食（低盐、低脂饮食），积极减轻体重（特别是对于腹型肥胖的患者），保持健康的心态以及中等强度的规律运动，如血压不达标，应采用药物治疗。血压 ≥ 140/90mmHg 的患者应在非药物治疗的基础上立即开始药物治疗；伴微量蛋白尿的患者应直接接受药物治疗，ACEI 和 ARB 为降压的首选药物，单药控制效果不佳时，优先推荐以 ACEI/ARB 为基础的联合用药。目前被推荐的联合用药方案包括：① ACEI/ARB+CCB；② ACEI/ARB+ 利尿药；③ CCB+β 受体拮抗剂或利尿药；④单片复方制剂。①和②是优先推荐的联合方案，单片复方制剂可提高患者的服药依从性。3 种联合降压方案优选肾素 - 血管紧张素系统（RAS）抑制剂 + CCB+ 利尿药。高血压合并糖尿病的患者的血压节律多为非构型甚至反构型，夜间高血压或晨峰高血压，建议选用长效降压药，必要时睡前服 1 种降压药有助于控制夜间血压，抑制血压晨峰。

1. ACEI 和 ARB　能够预防糖尿病患者的微量蛋白尿进展为大量蛋白尿，减少尿蛋白排泄，延缓肾脏病进展，其肾脏保护作用的大型临床研究证据包括 RENAAL、DETAIL、IRMA-2、IDNT 等。DREAM 和 LIFE 研究证实 ACEI 和 ARB 具有一定程度的改善糖代谢的作用。因此，国内外的众多指南均推荐 ACEI/ARB 作为高血压伴糖尿病患者降压治疗的首选药物，足剂量的 ACEI/ARB 有助于提高降压效果，保护靶器官。

2. CCB　CCB 能选择性地作用于血管平滑肌和心肌细胞膜，阻滞钙离子内流，降低外周血管阻力而使血压下降，同时对糖脂代谢无影响。长效 CCB 是高血压合并糖尿病的患者在 ACEI/ARB 治疗的基础上首选的联合用药。

3. 利尿药　小剂量的噻嗪类利尿药对代谢的影响较小，不增加新发糖尿病的风险。其与 ACEI/ARB 联用具有协同降压作用，利尿药的不良反应减少，从而降低糖尿病患者的病死率和心血管病的发生率。RAAS 抑制剂联合低剂量利尿药的固定复方制剂也推荐用于高血压伴糖尿病的治疗。

4. β 受体拮抗剂　高选择性 β₁ 受体拮抗剂或 α、β 受体拮抗剂对血糖、血脂的影响很小或无影响，适合高血压合并糖尿病患者的治疗，尤其是静息心率＞ 80 次 /min 的患者。非选择性 β 受体拮抗剂（如普萘洛尔）因其阻断 β₂ 受体可能对糖脂代谢产生不良影响，阻碍 β₂ 受体介导的扩血管作用，加重糖尿病周围血管病变，故不适于高血压合并糖尿病患者的治疗。反复低血糖发作的患者应慎用 β 受体拮抗剂，以免掩盖低血糖症状。

5. α 受体拮抗剂　α 受体拮抗剂一般不作为糖尿病合并高血压患者的降压首选药物，主要原因是其易导致直立性低血压，并容易产生耐药性而引起血压波动，应用初期尤其显著。尽管 α 受体拮抗剂可部分改善糖代谢，但降压和降脂治疗预防心脏病发作研究（ALLHAT）发现，α 受体拮抗剂多沙唑嗪增加心力衰竭的发生。因此，α 受体拮抗剂仅在难治性高血压和合并前列腺肥大的高血压患者中应用。

高血压合并糖尿病的药物治疗推荐见表 3-27。

表 3-27　高血压合并糖尿病的药物治疗推荐

推荐建议	推荐等级	证据级别
ACEI 和 ARB 可用于高血压合并糖尿病的患者	Ⅰ	A
ARB 可以用于糖尿病伴微量白蛋白尿	Ⅰ	A
ACEI 和 ARB 可用于临床蛋白尿 CKD 的患者	Ⅱa	A
糖尿病患者使用 ACEI/ARB 后血压仍＞ 140/90mmHg，可联合 CCB 或利尿药	Ⅱa	B
α 受体拮抗剂可以用于高血压合并糖尿病血压控制不理想的患者	Ⅱb	C
伴静息心率＞ 80 次 /min 的患者可选用高选择性 β₁ 受体拮抗剂或 α、β 受体拮抗剂	Ⅱa	C
存在反复低血糖发作的患者应慎用 β 受体拮抗剂	Ⅱa	C

注：ACEI. 血管紧张素转换酶抑制药；ARB. 血管紧张素 Ⅱ 受体拮抗剂；CKD. 慢性肾脏病；CCB. 钙通道阻滞药。

（三）药学监护要点

1. ACEI/ARB 的不良反应主要有干咳、神经性水肿、高血钾、粒细胞减少和一过性肌酐升高，用药早期必须注意监测患者的肾功能和血钾，如使用 1~2 周内血肌酐上升 < 30%，可减量后继续使用；血肌酐上升 30%~50%，应检查是否有肾缺血，如纠正肾缺血且血肌酐下降后可继续使用；血肌酐上升 > 50%，应停药，肾缺血纠正后方可继续使用，如不可逆性肾缺血则应停用。应用 ACEI、ARB 前应监测 eGFR 及血肌酐，若 eGFR < 30ml/（min·1.73m^2）或血肌酐水平 > 265μmol/L，宜选用二氢吡啶类 CCB 和襻利尿药。双侧肾动脉狭窄及妊娠期妇女禁用 ACEI 及 ARB。ACEI 与 ARB 联用会导致高钾血症、晕厥及肾功能不全等不良事件的发生率增加，而获益没有增加，因此不推荐两者联用。

2. CCB 应当从小剂量开始，通常需要 1~2 周甚至 4~8 周血压方可控制达标，因此不宜过快调整剂量。用药初期少数患者会出现面部潮红、头胀、心跳加速等不适，从小剂量开始用药，适应后逐渐增加剂量可以减轻以上不适。还应对 CCB 易引起的不良反应进行监测，如踝部水肿、牙龈肿胀、肝肾功能损害等，严重时应逐渐减量至停药观察。CCB 和 β 受体拮抗剂联用会明显地抑制窦房结活动和延长房室传导时间，特别对于老年人、存在心室功能不全和自身有心脏传导缺陷的患者，两药联用时要密切关注心电图监测。

3. 大剂量的噻嗪类利尿药或与 β 受体拮抗剂联用可能对糖脂代谢或电解质平衡有影响，药学监护中应关注对电解质代谢及血糖方面的影响，不建议大剂量应用或两者联用。合并高尿酸血症的患者应慎用，痛风患者应禁用利尿药。妊娠期间不推荐使用利尿药，因为会减少妊娠期妇女的血容量，导致子宫-胎盘灌注不足。

4. α 受体拮抗剂一般不作为糖尿病合并高血压患者的降压首选药物，主要原因是其易导致直立性低血压，并容易产生耐药性而引起血压波动，应用初期尤其显著，对于高龄者和由于糖尿病神经病变所导致的自主神经障碍病例需要密切监护血压，否则易导致严重的药物相关不良作用。β 受体拮抗剂可导致使用胰岛素后低血糖的患者其低血糖的恢复延迟，并掩盖低血糖的相关症状，应注意监测。

二、高血压合并外周动脉粥样硬化

（一）概述

高血压的主要病理学改变是动脉血管和心脏的重塑，表现为小动脉中层增厚、血管管腔狭窄、大动脉扩张、左室肥厚及几何型改变，所以高血压与动脉粥样硬化的发生和发展是相随相伴的过程。高血压也是引起动脉粥样硬化的主要病因，在导致血管内皮功能损伤的基础上，各种细胞因子及炎症介质的参与形成低密度脂蛋白胆固醇（low density lipoprotein-cholesterol, LDL-C）血管内皮下沉着，逐渐形成粥样斑块。国内流行病学调查发现，随着血压水平的升高和病程的延长，颈动脉斑块的超声检出率也随之升高。国外一组有病历记载的 1277 例因外伤死亡人群（年龄为 15~34 岁）的尸检报告发现，高血压者胸主动脉、腹主动脉及右侧冠状动脉的动脉粥样硬化百分比分别为 39%、49% 和 54%，而血压正常者分别为 10%、12% 和 20%，这证实高血压的致动脉粥样硬化作用。

目前尚无统一的动脉粥样硬化诊断标准，临床上仅能通过影像学方法对局部血管管壁和管腔结构进行判断从而作出间接诊断，如血管内超声（intravenous ultrasound, IVUS）、颈动脉内膜中层厚度（intima-media thickness, IMT）、物理方法测量动脉脉搏波速度（pulse wave velocity, PWV）等，临床上已经有充分的证据表明 IMT 和颈动脉斑块为预测心血管事件的重要标识。

（二）药物治疗方案和药物选择

大量研究证据证实降压治疗可以减少心血管事件的发生，降低 ASCVD 的发生率。临床研究也证实不同类型的降压药物的抗动脉粥样硬化作用不同，安慰剂对照研究显示 CCB、ACEI/ARB、β 受体拮抗剂及利尿药均能延缓 IMT 的增厚速度，活性药物之间对照显示 CCB 的抗动脉粥样硬化作用显著优于其他降压药物。2011 年中国专家共识也明确了 CCB 在我国抗动脉粥样硬化中的确切地位，多项研究也证实了 RAAS 抑制剂、ACEI、ARB 的抗动脉粥样硬化作用。荟萃分析显示各类降压药物作用的总和与安慰剂对比可以使 IMT 减少 7μm/ 年（$P=0.01$），表明对动脉粥样硬化来说，降压就是硬道理。降压药物的抗动脉粥样硬化作用机制在于改善内皮细胞功能、抗氧化及抗炎作用，从而获得减轻血管损伤、稳定粥样斑块的效果。此外，动脉粥样硬化是多种因素导致的血管病变，除生活方式干预（如饮食、减肥、运动、戒烟等）外，将降压、降脂、降糖及抗血小板治疗结合起来才能获得最好的效果。

1. 二氢吡啶类 CCB　其抗动脉粥样硬化作用已经被一系列研究所证实，在 INSIGHT 亚组研究中，439 例患者随机服用硝苯地平控释片或复方阿米洛利，基线时及每年超声检查 IMT，4 年的观察结果显示尽管两组患者的血压下降相差无几，但硝苯地平控释片较利尿药明显延缓 IMT 的增厚速度。PREVENT 研究证实氨氯地平具有明显的抗动脉粥样硬化作用，3 年期随访，安慰剂组患者的 IMT 增厚 33μm，氨氯地平组患者的 IMT 减少 126μm。欧洲拉西地平抗动脉粥样硬化试验（ELSA）是一项设计更加科学合理且规模较大的随机双盲研究，2334 例高血压患者被随机分为拉西地平组或阿替洛尔组，4 年随访，超声检测降压治疗对颈总动脉和分叉处 IMT 的影响，结果显示在降压作用相似的前提下，阿替洛尔组和拉西地平组患者的 IMT 增厚速度分别为 14.5 和 8.7μm/ 年，且观察到拉西地平逆转斑块的机会较多，证实拉西地平的抗动脉粥样硬化作用独立于降压作用之外。

2. ACEI/ARB　ACEI/ARB 的抗动脉粥样硬化作用从动物实验到临床试验均有论述，已经证实替米沙坦和雷米普利在模型大鼠治疗实验中能够减小降主动脉和主动脉窦粥样硬化灶的面积，动脉血管组织中的脂质过氧化物及自由基水平下降，NO 合酶的活性增强。动物实验还证实阿利吉仑、依那普利及氯沙坦的抗动脉粥样硬化作用呈现剂量依赖性，大剂量时效果明显，而与药物种类无关。SECURE 试验是雷米普利治疗对颈动脉 IMT 作用的随机双盲安慰剂对照研究，732 例年龄＞ 55 岁的受试者入选，平均随访 4~5 年，其结果为安慰剂组的 IMT 平均进展 21.7μm/ 年，雷米普利组的 IMT 平均进展 13.7μm/ 年。瑞典厄贝沙坦 / 阿替洛尔左心室肥厚研究（SILVHIA）发现，厄贝沙坦延迟 IMT 增厚的作用明显优于阿替洛尔。

3. β 受体拮抗剂　已经有研究证实 β 受体拮抗剂治疗可以延迟颈动脉 IMT 增厚的速度。BCAPS 研究中，在 793 例受试者中应用美托洛尔 25mg、氟伐他汀 40mg，均为每日 1 次，分别与安慰剂对照进行为期 3 年的研究，研究终点时氟伐他汀减少颈总动脉 IMT 9μm/ 年，美托洛尔减少 IMT 23μm/ 年。

4. 联合他汀类药物　目前他汀类药物在心血管病高危人群中的一级预防作用已经得到肯定，ASCOT-LLA 和 ALLHAT-LLT 研究已经证实在降压的基础上联合应用阿托伐他汀和普伐他汀可使高血压患者进一步获益。《中国成人血脂异常防治指南（2016 年修订版）》及《中国高血压防治指南（2018 年修订版）》均指出高危患者降压与降脂联合治疗的策略。阿托伐他汀 ERVERSAL 试验和瑞舒伐他汀 ASTERO 试验应用 IVUS 证实他汀类药物能够延迟动脉粥样斑块的进展，逆转斑块容积，研究还显示粥样斑块的容积变化与 LDL-C 水平的持续下降和高敏 C 反应蛋白（hypersensitive C-reactive protein，hs-CRP）水平的下降直接相关，说明他汀类药物的抗炎作用是稳定和逆转斑块的重要机制。

高血压合并外周动脉粥样硬化的药物治疗推荐见表 3-28。

（三）药学监护要点

1. 二氢吡啶类 CCB　短效制剂易引起交感神经反射性兴奋导致心率加快，心肌耗氧量增加，出现心悸症状。因此应选择长效制剂，须长期应用才能出现抗动脉粥样硬化的效果。注意观察有无面色潮红、头晕、踝部水肿、齿龈增生等过敏情况。

表 3-28　高血压合并外周动脉粥样硬化的药物治疗推荐

推荐建议	推荐等级	证据级别
高血压伴颈动脉增厚和斑块及冠状动脉斑块推荐使用 CCB	Ⅰ	A
高血压伴颈动脉增厚和斑块使用 ACEI	Ⅱb	B
高血压伴颈动脉增厚和斑块及冠状动脉斑块体积变化使用 ARB	Ⅱa	B
高血压伴动脉粥样硬化使用 β 受体拮抗剂	Ⅱb	C
高血压伴动脉粥样硬化使用 CCB/ACEI+ 他汀类药物	Ⅰ	B

注：CCB. 钙通道阻滞药；ACEI. 血管紧张素转换酶抑制药；ARB. 血管紧张素Ⅱ受体拮抗剂。

2. ACEI/ARB　不良反应主要有干咳、神经性水肿、高血钾、粒细胞减少和一过性肌酐升高，用药早期必须注意监测患者的肾功能和血钾，如使用1~2 周内血肌酐上升＜30%，可减量后继续使用；血肌酐上升 30%~50%，应检查是否有肾缺血，如纠正肾缺血且血肌酐下降后可继续使用；血肌酐上升＞50%，应停药，肾缺血纠正后方可继续使用，如不可逆性肾缺血则应停用。应用 ACEI、ARB 前应监测 eGFR 及血肌酐，若 eGFR ＜ 30ml/（min・1.73m^2）或血肌酐水平＞ 265μmol/L 则不应选用。双侧肾动脉狭窄及妊娠期妇女禁用ACEI 及 ARB。ACEI/ARB 的抗动脉粥样硬化作用和靶器官保护作用与剂量有关，能耐受者可以应用较大的剂量。

3. β 受体拮抗剂　建议使用高选择性、脂溶性 β 受体拮抗剂如比索洛尔、美托洛尔等，或优先选用具有双重阻断作用的 α、β 受体拮抗剂如阿罗洛尔、卡维地洛、奈必洛尔等，以减少对糖脂代谢的影响。常见的不良反应包括疲乏、肢体冷感、激动不安、胃肠道不适等，可能会影响糖脂代谢，还可能使外周血管循环障碍疾病的症状如间歇性跛行加重，应用期间应注意监测。二、三度房室传导阻滞及哮喘患者禁用。长期应用者突然停药可发生反跳现象，即撤药综合征。

4. 他汀类药物　肌病是他汀类药物的严重不良反应，较少见；偶见胃肠道症状，注意观察对肝脏的损害，首次服药 6 周内查氨基转移酶、肌酶，如无异常之后每 6~12 个月复查，氨基转移酶水平升高 3 倍时需停药。他汀类药物治疗的不良反应与剂量有关，不提倡盲目的大剂量治疗，他汀类药物稳定和逆转动脉粥样斑块的作用需要长期用药才能显现。

三、高血压合并冠心病

（一）概述

高血压降压治疗的目标是最大限度地降低长期心血管发病和死亡的总

体风险。流行病学研究证实，血压水平与冠心病风险在病因学上密切相关，两者呈连续相关性。然而，我国高血压合并冠心病患者的血压控制率较低，2009年中国高血压合并冠心病患者的门诊血压控制率仅为31.3%。JNC8指出，对于2或3级高血压合并任何水平的心血管风险（Ⅰ，A）和有心血管风险的1级高血压应立刻启动降压治疗（Ⅰ，B），低至中等心血管风险的1级高血压（动态血压验证）也应启动降压治疗（Ⅱa）。2015年AHA/ACC/ASH冠心病患者高血压治疗的科学声明推荐，年龄>80岁的人群的目标血压为<150/90mmHg（Ⅱa，B），其他年龄的冠心病合并高血压人群（Ⅰ，A）、ACS合并高血压人群（Ⅱa，B）及心力衰竭合并高血压人群（Ⅱb，C）的目标血压为<140/90mmHg，心肌梗死后、卒中/短暂性脑缺血发作（transient ischemic attack，TIA）、颈动脉疾病、外周动脉疾病及腹主动脉瘤合并高血压人群的目标血压为<130/80mmHg（Ⅱa，C）。《中国高血压防治指南（2018年修订版）》推荐高血压合并冠心病患者的目标血压为<140/90mmHg，如能耐受，可降至<130/80mmHg。高血压合并冠心病患者的用药原则是在生活方式干预的基础上既要控制血压以减少心脏负担，又要扩张冠状动脉以改善心肌的血液供应。

（二）药物治疗方案和药物选择

JNC8对于高血压合并冠心病的降压治疗推荐使用β受体拮抗剂（Ⅰ，A）和ACEI（Ⅰ，A）/ARB（Ⅰ，B）作为首选，降压的同时可降低心肌耗氧量，改善心肌重构。鉴于CCB具有抗心绞痛和抗动脉粥样硬化作用，心绞痛患者推荐使用β受体拮抗剂+CCB（Ⅰ，A），不推荐使用ACEI+ARB（Ⅲ）。

1. β受体拮抗剂 主要通过抑制过度激活的交感神经、减弱心肌收缩力及减慢心率发挥降压作用，降低心肌耗氧量。其改善冠心病预后的大型随机对照研究证据包括MAPHY、MERIT-HF等。在稳定型心绞痛患者中，推荐作为缓解心绞痛发作的一线用药并在左心收缩功能正常的冠心病患者中长期应用以改善预后，优先推荐没有内在拟交感活性的美托洛尔和比索洛尔。在ACS患者中，推荐在发病24小时内应用，至少应用3年以上；没有内在拟交感活性的美托洛尔和比索洛尔长效制剂的临床证据更为充分，可作为优先选择；对于ACS合并高血压且难控制的患者可选择降压作用更为明显的α、β受体拮抗剂卡维地洛。Olsson等对5项大型双盲随机研究的荟萃分析发现，心肌梗死患者每天接受美托洛尔200mg，死亡风险降低42%。Freemantle等对82项随机对照研究（其中31项为长期随访）的荟萃分析也发现，长期应用β受体拮抗剂，心肌梗死后的再梗死率和死亡率均显著降低（每年每百例患者可减少死亡1.2例，减少再梗死0.9次）。2012美国稳定型心绞痛管理指南推荐使用β受体拮抗剂作为初始治疗以缓解症状，β受体拮抗剂降低死亡风险的益处独立于其他药物之外。TNT研究初步确定最佳心率为52.4次/min。

2. ACEI　在高血压合并稳定型心绞痛的患者中,推荐无 ACEI 禁忌证的患者均应一线应用 ACEI。EUROPA 和 HOPE 试验证实稳定型心绞痛患者应用 ACEI 可明显降低心血管事件的发生率达 20%~25%,但 PEACE 和 ALLHAT 研究则显示稳定型心绞痛患者应用 ACEI 后未见明显的心血管终点事件改善;随后的 ANBP-2 研究证明老年男性稳定型心绞痛患者应用 ACEI 可显著降低动脉粥样硬化患者的死亡率和心血管事件的发生风险。一项包括 EUROPA、ADVANCE 和 PROGRESS 共 3 项研究,纳入 29 463 例患者的荟萃分析显示,以培哚普利为基础的治疗方案显著降低全因死亡率 11%,降低心血管死亡率 15%,降低心血管死亡和心肌梗死 18%,降低心血管死亡、心肌梗死及卒中 18%,降低非致死性心肌梗死 20%,降低心力衰竭住院率 16%。在高血压合并 ACS 的患者中,推荐 ACEI 作为降压和改善预后的优先选择。GISSI-3、SIS-4 及 CCS-1 研究均证实 ACEI 明显降低 ACS 患者的死亡率,在高危患者中的优势更加明显。《血管紧张素转换酶抑制药在心血管病中应用中国专家共识》指出,对于 ACS 中 ST 段抬高急性心肌梗死、非 ST 段抬高急性心肌梗死及不稳定型心绞痛应用 ACEI 的临床效果好,临床上治疗这几类疾病推荐首选 ACEI;对于冠心病的二级预防及心血管病高危患者也推荐使用 ACEI。

3. ARB　在所有高血压合并稳定型心绞痛和 ACS 的患者中,推荐不能耐受 ACEI 的患者优选 ARB 进行降压和改善预后治疗。VALIANT(缬沙坦)与 PROTECTION(替米沙坦)等研究已证明 ARB 可改善冠心病患者的预后,但较 ACEI 无明显优势;ONTARGET 研究等不推荐 ARB 与 ACEI 同时使用。ARB 已被各大指南列入高血压合并冠心病治疗的适应证,且推荐用于 ACEI 不能耐受的患者。

4. CCBELSA(拉西地平)与 INSIGHT(硝苯地平控释片)研究证明二氢吡啶类 CCB 有较好的抗动脉粥样硬化作用,我国《二氢吡啶类钙通道阻滞药在慢性稳定性冠心病中应用中国专家共识》提示二氢吡啶类 CCB 和非二氢吡啶类 CCB 均可用于冠心病的治疗。二氢吡啶类 CCB 防治冠心病得到随机对照研究支持的药物包括硝苯地平控释片(ACTION、ENCOREII、JMIC-B)、氨氯地平(PREVENT、CAMELOT)、非洛地平及拉西地平,其抗动脉粥样硬化作用明确,长期使用安全性较好。JNC8 和《中国高血压防治指南(2018 年修订版)》均推荐使用具有明确临床研究证据的长效二氢吡啶类 CCB,避免使用短效制剂。在稳定型心绞痛或 ACS 患者中,目前研究证实 CCB 对心血管预后无明显改善,推荐可作为 β 受体拮抗剂不能缓解的心绞痛治疗的一种选择,优先推荐使用非二氢吡啶类 CCB。

5. 利尿药　在 MRC、SHEP、ALLHAT 研究中,噻嗪类利尿药已被证实可改善高血压合并稳定型心绞痛患者的预后。在高血压合并 ACS 的患者中,利尿药优先用于合并充盈压升高、肺静脉阻塞或心力衰竭的患者；对于合并心力衰竭的 ACS 患者，推荐袢利尿药优于噻嗪类利尿药。

6. 硝酸盐类　在高血压合并稳定型心绞痛或 ACS 的患者中，推荐对于不能耐受 β 受体拮抗剂的患者应用长效硝酸盐类药物缓解心绞痛，当与 β 受体拮抗剂联用时，应在 β 受体拮抗剂效果不佳时加用硝酸盐类药物。

7. 醛固酮受体拮抗剂　EPHESUS 研究提示醛固酮受体拮抗剂可增强 ACEI 和 β 受体拮抗剂在心肌梗死患者中的疗效；醛固酮受体拮抗剂可改善 NYHA 心功能分级为Ⅲ/Ⅳ级的 ACS 患者的心血管预后，但在高血压合并稳定型心绞痛患者中的应用证据尚不充分。

高血压合并冠心病的药物治疗推荐见表 3-29。

表 3-29　高血压合并冠心病的药物治疗推荐

	推荐建议	推荐等级	证据级别
高血压合并稳定型心绞痛	β 受体拮抗剂缓解心绞痛发作，在左心收缩功能正常的冠心病患者中长期应用以改善预后	I	A
预防冠心病心室重构	ACEI 和 ARB 均可应用，ACEI 不耐受者推荐使用 ARB	I	A
高血压合并 ACS	推荐 β 受体拮抗剂在发病 24 小时内应用，至少应用 3 年以上	I	A
	推荐 ACEI 作为降压和改善预后的优先选择	I	A
	不能耐受 ACEI 的患者优选 ARB 进行降压和改善预后治疗	I	B
	利尿药可用于合并心力衰竭的高血压、冠心病患者	I	A
β 受体拮抗剂不能缓解的心绞痛	推荐使用 CCB，优先推荐非二氢吡啶类 CCB	Ⅱa	A
不能耐受 β 受体拮抗剂的患者	推荐使用长效硝酸盐类药物缓解心绞痛	I	A

注：CCB. 钙通道阻滞药；ACEI. 血管紧张素转换酶抑制药；ARB. 血管紧张素Ⅱ受体拮抗剂；ACS. 急性冠脉综合征。

（三）药学监护要点

1. 二氢吡啶类 CCB 应选用长效制剂，因短效 CCB 虽也能降低血压，但常会使心率加快,增加心肌耗氧量。用药初期少数患者会出现面部潮红、头胀、心跳加速等不适,从小剂量开始用药,适应后逐渐增加剂量可以减轻以上不适。还应对 CCB 易引起的不良反应进行监测,如踝部水肿、牙龈肿胀、肝肾功能损害等,严重时应逐渐减量至停药观察。CCB 和 β 受体拮抗剂联用会明显地抑制窦房结活动和延长房室传导时间,特别对于老年人、存在心室功能不全和自身有心脏传导缺陷的患者,两药联用时要密切关注心电图监测。非二氢吡啶类 CCB 在冠状动脉痉挛患者中可作为首选用药,但由于其抑制心脏收缩和传导功能,禁用于二、三度房室传导阻滞及心力衰竭患者,在用药前应详细询问患者病史,进行心电图检查,并在用药 2~6 周内复查。

2. β 受体拮抗剂常见的不良反应包括疲乏、肢体冷感、激动不安、胃肠道不适等,可能会影响糖脂代谢,还可能使外周血管循环障碍疾病的症状如间歇性跛行加重,应用期间应注意监测。二、三度房室传导阻滞及哮喘患者禁用。长期应用者突然停药可发生反跳现象,即撤药综合征。

3. ACEI 最常见的不良反应为持续性干咳,多见于用药初期,症状较轻者可坚持服药,不能耐受者可改用 ARB。其他不良反应包括低血压和皮疹,偶见血管神经性水肿和味觉障碍,应用期间应注意监测。ACEI/ARB 长期应用可能导致血钾水平升高,应定期监测血钾和血肌酐水平。禁用于双侧肾动脉狭窄患者、高钾血症患者及妊娠期妇女。

4. 利尿药应用时应监测循环血量和电解质情况,避免利尿导致血容量不足,诱发或加重冠状动脉灌注不足和电解质紊乱。合并高尿酸血症的患者应慎用利尿药,痛风患者禁用。因利尿药会减少妊娠期妇女的血容量,导致子宫 - 胎盘灌注不足,妊娠期间不推荐使用利尿药。

5. 硝酸盐类药物应用时应注意其扩张血管导致的头痛、面部潮红及心率加快等不良反应,注意监测血压,避免过度降压导致器官灌注不足。

6. 醛固酮受体拮抗剂可引起血钾水平升高,注意监测患者的肾功能;对于肾功能不全患者,醛固酮受体拮抗剂尽量不与 ACEI/ARB 联用,避免出现高钾血症等并发症。

四、高血压合并心房颤动

(一)概述

高血压与心房颤动之间有紧密联系,高血压是心房颤动的常见共患病,心房颤动患者中 50% 以上合并高血压;同时高血压是引起心房颤动的常见病因之一。心房颤动发生和维持的病理生理基础是高血压使血流动力学改变及 RAAS 过度激活导致的心房结构重构和电重构。高血压会增加心房颤动及其相关并发症的发生风险,包括卒中 / 血栓、大出血及死亡。目前国际及国内相关指南对高血压合并心房颤动患者的降压目标值暂无特殊推荐。《中国高血压防治指南（2018 年修订版）》指出，中国人群的目标血压为 140/90mmHg，≥ 65 岁的老年人的收缩压应控制在 < 150mmHg，大于此值即应启动降压治疗。高血压伴心房颤动患者的降压治疗主要包括降低血压及左心房负荷。推荐 ACEI/ARB 用于预防心房颤动的发生及进展，单药控制不佳时优先推荐 ACEI/ARB 与 CCB 或噻嗪类利尿药联用。

（二）药物治疗方案和药物选择

1. 降压治疗

（1）ACEI/ARB：RAAS 激活是高血压及心房颤动的共同病理生理基础，多数高血压患者的 RAAS 过度激活，其主要的效应成分血管紧张素Ⅱ对心房颤动的发生和维持发挥重要作用。ACEI/ARB 及醛固酮受体拮抗剂可以预防心肌重构，减轻心房纤维化及肥大，修复心肌细胞间隙连接的解偶联与钙调控损伤，减轻氧化应激与炎症反应。以 ACEI/ARB 为基础的治疗可减少高血压患者新发心房颤动的发生。《中国高血压防治指南（2018 年修订版）》指出 ACEI/ARB 适用于高血压患者心房颤动的预防。ACTIVE-I 研究提示 ARB 可能减少心房颤动患者心力衰竭住院事件的发生。2011 年 AHA/ACC/HRS 心房颤动管理指南推荐 ACEI/ARB 用于预防原发性高血压患者心房颤动的发生（Ⅱa）。2011 年 J-RHYTHM 研究显示对于合并高血压的阵发性心房颤动患者，坎地沙坦和氨氯地平在减少每月心房颤动天数方面无显著性差异。2012 年发表的 ANTIPAF 研究及既往发表的 CAPRAF 研究和 GISSI-AF 研究均显示 ARB 未能预防阵发性或持续性心房颤动的发生。对于已发作过的心房颤动患者，如不合并心力衰竭及左室功能不全，ARB 在预防心房颤动复发方面的作用并不优于安慰剂。考虑已有数据的异质性，2013 年 ESH/ESC 高血压管理指南建议 ARB 仅限于预防结构性心脏病高血压患者心房颤动的发生。2014 年 AHA/ACC/HRS 心房颤动指南将 ACEI/ARB 用于预防原发性高血压患者心房颤动发生的证据等级降为Ⅱb。2016 年 ESC 心房颤动管理指南认为抑制 RAAS 可预防心房结构重构，减少心房颤动复发。对于导管消融术后的心房颤动患者，与单独应用抗心律失常药物相比，联合应用 ACEI/ARB 可预防心房颤动复发。

（2）β受体拮抗剂：对于高血压合并心房颤动的患者，β受体拮抗剂可起控制心室率的作用。《中国高血压防治指南（2018 年修订版）》指出，β受体拮抗剂适用于高血压伴快速性心律失常的患者。2013 年 ESH/ESC 高血压指南指出，对于高血压患者，β受体拮抗剂可用于控制心室率及预防心房颤动的发生。

（3）CCB：2013 年 ESH/ESC 高血压管理指南推荐非二氢吡啶类 CCB 为心房颤动需要控制心率的患者的降压药物。2014 年 AHA/ACC/HRS 心房颤动患者管理指南指出，对于需要控制心率的心房颤动患者，不论是阵发性、持续性或是永久性心房颤动,推荐的一线治疗药物为 β 受体拮抗剂及非二氢吡啶类 CCB 如地尔硫䓬及维拉帕米,但一般情况下不推荐 β 受体拮抗剂与非二氢吡啶类 CCB 联合使用。

（4）利尿药：在我国,常用的噻嗪类利尿药主要是氢氯噻嗪及吲达帕胺,但其对心房颤动发病率的影响目前缺乏深入研究。

高血压合并心房颤动的药物治疗推荐见表 3-30。

表 3-30 高血压合并心房颤动的药物治疗推荐

推荐建议	推荐等级	证据级别
减少高血压患者新发心房颤动的发生：ACEI/ARB 作为首选	Ⅱa	B
减少高血压患者心房颤动复发：推荐 ACEI/ARB,可以预防心房结构重构	Ⅱb	B
心房颤动患者的心室率控制：推荐 β 受体拮抗剂和非二氢吡啶类 CCB 作为一线药物	Ⅰ	B

2. 抗凝治疗 在心房颤动患者中,合并高血压者卒中 / 血栓栓塞事件的风险增加 2 倍。抗凝治疗是高血压合并心房颤动患者的基础治疗,应在综合评估卒中和出血风险及临床净获益的基础上考虑给予口服抗凝药物治疗。华法林（Ⅰ,A）与非维生素 K 拮抗剂类新型口服抗凝药（non-vitamin K antagonist oral anticoagulant,NOAC）（Ⅰ,B）均可作为心房颤动患者血栓栓塞预防的首选治疗药物。2016 年 ESC 心房颤动管理指南指出,对于适宜应用 NOAC 的患者优先推荐 NOAC（Ⅰ,A）。

心房颤动患者使用 NOAC 的剂量需个体化,应考虑患者的年龄、体重、肾功能、药物相互作用等临床因素。2016 年 ESC 心房颤动管理指南建议所有心房颤动患者根据肌酐水平或肌酐清除率评估肾功能,排查肾脏病,以指导心房颤动患者的抗凝治疗（Ⅰ,A）;所有抗凝治疗的心房颤动患者至少每年评价肾功能以发现 CKD（Ⅱa,B）。

（三）药学监护要点

1. ACEI/ARB 长期应用可能导致血钾水平升高,应注意定期监测血钾和血肌酐水平。

2. 非二氢吡啶类 CCB 常见的不良反应包括抑制心脏收缩功能和传导功能,二、三度房室传导阻滞和心力衰竭患者禁用。在使用非二氢吡啶类 CCB 前应详细询问病史,进行心电图检查,并于用药 2~6 周内复查。

3. 对于需要控制心室率的高血压合并心房颤动的患者可应用 β 受体拮抗剂,如患者同时合并糖耐量异常和代谢综合征,β 受体拮抗剂与利尿药联用需谨慎。二、三度心脏传导阻滞和哮喘患者禁用 β 受体拮抗剂。常见的不良反应包括疲乏、肢体冷感、激动不安、胃肠道不适等，可能会影响糖脂代谢，还可能使外周血管循环障碍疾病的症状如间歇性跛行加重，应用期间应注意监测。应用期间注意监测血压、心率等。由于药物对 β_1 受体的阻断作用使心率下降，可以掩盖早期的低血糖症状（心悸），对于服用降血糖药物的患者应注意监护。

4. 抗凝治疗的药学监护重点应该是强调抗凝的重要性，监测疗效及出血风险。如患者服用华法林，应告知患者定期监测 INR 等凝血指标；同时针对华法林的用法用量、不良反应及服药期间的生活习惯对患者进行用药教育，如进食富含维生素 K 的绿色蔬菜的量应尽量稳定，用药期间注意有无相关出血的表现，与其他药物同服时应事先咨询医师或临床药师等，最好向患者发放华法林用药教育的相关资料，保证患者服用华法林期间的安全性及有效性。如患者服用新型口服抗凝药，则应注意患者的肝、肾功能，根据肌酐清除率调整药物剂量，注意有无相关的出血表现。教育患者注意平时有无相关的出血表现，如不明原因的皮肤瘀斑、尿血、便血、牙龈出血等。

5. 抗凝治疗风险评估　对于 NVAF 患者的卒中风险评估，2016 年 ESC 心房颤动管理指南仍推荐应用 CHA_2DS_2-VASc 评分（表 3-31）。该指南指出，对于 CHA_2DS_2-VASc 评分 ≥ 2 分的男性和 ≥ 3 分的女性推荐口服抗凝药（特殊情况下可采用左心耳封堵）预防血栓（Ⅰ，A），不推荐使用抗血小板药物预防心房颤动引发的卒中（Ⅲ，A）；对于 CHA_2DS_2-VASc 评分为 1 或 2 分的患者可考虑应用口服抗凝药（Ⅱa，B）。2014 年 AHA/ACC/HRS 心房颤动患者管理指南首次建议心房颤动患者接受抗凝治疗前应用 HAS-BLED 评分评估抗凝治疗的出血风险：评分越高，出血风险越高。HAS-BLED 评分 ≥ 3 分者属于抗凝出血高危患者，接受抗凝治疗应谨慎，需要严密监测不良事件（表 3-32）。

表 3-31　CHA_2DS_2-VASc 评分

危险因素	评分 / 分
充血性心力衰竭 / 左室功能不全（C）	1
高血压（H）	1
年龄 ≥ 75 岁（A）	2
糖尿病（D）	1
卒中 / 短暂性脑缺血发作 / 血栓栓塞（S）	2
血管性疾病（V）	1
年龄 65~74 岁（A）	1
女性（Sc）	1
总分	9

表 3-32　HAS-BLED 出血风险评分

危险因素	评分 / 分
高血压（H）	1
肝、肾功能异常（A）	1
卒中病史（S）	1
出血史（B）	1
INR 波动（L）	1
年龄 ≥ 65 岁（E）	1
药物或饮酒（D）	1
总分	9

五、高血压合并慢性肾脏病

（一）概述

高血压既是导致肾脏损害的原因，又是 CKD 进展的关键因素。研究结果显示，我国约有 17.0% 的终末期肾病是由高血压所致的。而有效控制肾损害患者的血压可以延缓 CKD 的进展，保护肾功能，降低心血管事件的发生风险。

（二）药物治疗方案和药物选择

高血压合并 CKD 患者的降压药物选择除普遍适用的降压疗效、安全性及依从性外，还需要综合考虑是否合并糖尿病、蛋白尿，心、肾保护作用以及对特殊人群如血液透析、肾移植、儿童、老年等肾脏病患者的药物选择注意事项。选择的药物主要包括 ACEI、ARB、CCB、噻嗪类利尿药、袢利尿药及 α、β 受体拮抗剂等，其中 ACEI 或 ARB 为首选药物。指南推荐多项临床试验将血清肌酐 > 1.5~2.0mg/dl 作为常规的排除标准。关于高血压合并 CKD 的血压控制靶目标和特殊药物选择需大规模的随机对照试验进一步证实。依据不同国家的指南，遵循如下原则降压：高血压合并 CKD 患者降压治疗的靶目标可以按照糖尿病、年龄、蛋白尿进行分层。

1. 降压靶目标

（1）高血压合并糖尿病 CKD 患者的血压控制在 < 140/90mmHg，如患者能够耐受，血压目标值可以再适当降低为 < 130/80mmHg。尿白蛋白 ≥ 30mg/24h 时血压控制在 ≤ 130/80mmHg。

（2）老年患者：60~79 岁高血压合并 CKD 患者的血压目标值 < 150/90mmHg，如患者能够耐受，可进一步降为 < 140/90mmHg。≥ 80 岁高血压合并 CKD 患者的血压目标值 < 150/90mmHg，如患者能够耐受，可以降至更低，

但应避免血压＜ 130/60mmHg。

（3）透析患者：我国建议，血液透析患者透析前收缩压＜ 160mmHg（含药物治疗状态下）。腹膜透析患者的血压目标值＜ 140/90mmHg，年龄＞ 60 岁的患者的血压控制目标可放宽至＜ 150/90mmHg。

2. 降压药物　肾性高血压往往需要联合使用 2 种或 2 种以上的降压药物。

（1）RAAS 抑制剂的地位很重要，可以作为优先推荐。在 CKD 1~3 期高血压患者使用单药不能达标时，常采用以 RAAS 抑制剂为基础的联合治疗方案；CKD 3~4 期患者需谨慎使用 ACEI 和 ARB，建议初始剂量减半，严密监测血钾、血肌酐水平及 GFR 的变化，及时调整药物剂量和类型。常规的联合降压药物为 ACEI/ARB+ 二氢吡啶类 CCB、ACEI/ARB+ 噻嗪类利尿药或二氢吡啶类 CCB+ 噻嗪类利尿药。多数血压难以控制的患者可采用 ACEI/ARB+ 二氢吡啶类 CCB+ 噻嗪类利尿药组成的三药联合方案。这些联合方案可获得较好的降压疗效，减少下肢水肿及高钾血症等不良反应。对于仍不能达标的难治性高血压患者，第 4 种降压药可加用 α、β 受体拮抗剂，α 受体拮抗剂，β 受体拮抗剂，中枢性降压药等。α、β 受体拮抗剂的双重受体拮抗作用对 CKD 合并高血压的患者具有独特的应用价值。对 CKD 4~5 期的高血压患者常在无肾脏透析保障的条件下应用以 CCB 为基础的治疗并联合 α、β 受体拮抗剂，慎用醛固酮受体拮抗剂。长期观察发现 2 种 RAAS 抑制剂联合并未获得更好的效果，但也未发现更多的不良反应，较适合于膜性肾病伴大量蛋白尿者（肾内科应用）。

（2）不能将 RAAS 抑制剂定义为肾毒性药物，因为该类药物仅引发肌酐水平升高。醛固酮受体拮抗剂除可以利尿和降压外，还可以抗盐和抗钠，而 CKD 患者对水、钠、钾的调节功能下降，如果应用醛固酮受体拮抗剂，可能会引发高血钾；螺内酯有雌激素样作用，可能引起男性乳房发育；依普利酮可以避免螺内酯的相关不良反应。

（3）α、β 受体拮抗剂可以用于任何分期的 CKD 合并高血压的患者，且不易被透析清除。

（4）噻嗪类利尿药的降压作用效果好、安全、价廉，ACEI/ARB 联合为固定复方制剂，不仅具有利尿作用，更可从高血压时过度兴奋的 RAAS 方面发挥作用，达到利尿和阻断 AT 受体的双重作用。既往认为 CKD 期（GFR ＜ 30ml/min）开始应用噻嗪类利尿药效果可能不理想，而推荐用袢利尿药（如呋塞米）代替。新的观点认为即使已经达到 CKD 4 期，为达到降压目的依然可以使用噻嗪类利尿药。

高血压合并 CKD 的药物治疗推荐见表 3-33。

表 3-33 高血压合并 CKD 的药物治疗推荐

推荐建议	推荐等级	证据级别
合并糖尿病的 CKD 患者，ACEI 和 ARB 作为优先推荐	I	A
高血压合并 CKD 联合用药可优先选择 CCB+ACEI/ARB	I	A
高血压合并 CKD 的患者 [eGFR > 30ml/(min · 1.73m^2)]，RAAS 抑制剂联合利尿药	II a	B
CKD 患者的尿白蛋白 ≥ 30mg/24h 时血压控制在 ≤ 130/80mmHg，ACEI 和 ARB 作为优先推荐	I	A
高血压合并 CKD 可使用 α、β 受体拮抗剂	II a	C
老年患者：60~79 岁的 CKD 患者 CCB 优先推荐，未达 < 140/90mmHg，能耐受可使用 CCB+ACEI/ARB	II a	B
血液透析患者透析前的药物治疗：ACEI、ARB、CCB	II a	B

注：CKD. 慢性肾脏病；ACEI. 血管紧张素转换酶抑制药；ARB. 血管紧张素 II 受体拮抗剂；CCB. 钙通道阻滞药；RAAS. 肾素 - 血管紧张素 - 醛固酮系统；eGFR. 估算肾小球滤过率。

（三）药学监护要点

1. 服药时间，肾脏病患者的高血压表现为夜间血压升高，42% 呈现非杓型，22% 为反杓型血压。在不增加服药次数和药物剂量的情况下，睡前服用 1 种或多种降压药对非杓型血压患者是一项经济、简单、有效的控制 CKD 高血压、降低不良事件风险、保持 eGFR 的方法。

2. 大量蛋白尿和肾功能不全者宜选择摄入高生物价蛋白，并限制在 0.3~0.6g/(kg · d)；有蛋白尿的患者应首选 ACEI 或 ARB 作为降压药物。ACEI 和 ARB 在减少蛋白尿和延缓肾脏病进展方面的作用相当，最佳降蛋白剂量为双倍剂量，ACEI+ARB 并不优于单药剂量。临床研究显示，与仅使用 ACEI 或 ARB 的患者相比，联用这 2 种药物的患者肾衰竭和高钾血症的风险均增加 1 倍以上。在联用 ARB/ACEI 的患者中，86% 仍发生蛋白尿或症状性左室收缩功能不全，且低血压的发生率也增高。

3. 应用 ACEI、ARB、利尿药的糖尿病合并糖尿病肾病的患者（白蛋白尿 > 30mg/24h）需监测血肌酐和血钾水平。

4. 对老年人高血压、肾功能不全，或合并心力衰竭、脱水及糖尿病的 CKD 患者应注意降压药物治疗要个体化，从小剂量开始，缓慢降压，1~2 周内平稳缓慢降压，降压过程中同时监测肾功能和血钾水平的变化。老年患者多为盐敏感性高血压，可以通过检测 24 小时尿钠评估食盐摄入情况，并由此指导利尿药的使用。

5. 妊娠期妇女禁用 ACEI、ARB。

6. 联合用药的注意事项

（1）限制钠盐摄入量（＜6g/d）或加用利尿药可以增强 ACEI/ARB 的降压和降尿蛋白作用。

（2）ACEI/ARB 可与 α、β 受体拮抗剂和 CCB 联用。ACCOPLISH 研究显示，在延缓 CKD 进展方面，ACEI（贝那普利）+CCB（氨氯地平）优于 ACEI（贝那普利）+ 利尿药（氢氯噻嗪）。

（3）ACEI/ARB 与非甾体抗炎药、环氧合酶 2 抑制剂或保钾利尿药联用时应谨防高钾血症。

（4）醛固酮受体拮抗剂为保钾利尿药，宜与排钾利尿药联用，当与 AECI、ARB 及其他保钾利尿药联用时需高度谨慎。螺内酯和依普利酮与 CYP 具有交互作用，与此类药物联用时也应慎重。

（5）CCB 尤其是二氢吡啶类 CCB 易致体液潴留，宜避免联用其他血管扩张剂。二氢吡啶类 CCB 还可影响代谢，并能与环孢素及他克莫司相互作用。非二氢吡啶类 CCB 与 β 受体拮抗剂联用易致严重的缓慢性心律失常，在进展性 CKD 患者中尤为明显。

7. 用药剂量需综合考虑药动学、并发症及联合用药等情况，若药物经肾脏排出，需根据肌酐清除率调整用药剂量。

8. 降压药物使用流程　在无禁忌证的情况下，ACEI 或 ARB 能延缓 CKD 进展，是高血压合并 CKD 患者的首选降压药物。2 型糖尿病合并高血压的患者出现大量蛋白尿时常选择 ARB，可以减慢肾脏病进展。建议使用《高血压与糖尿病患者微量白蛋白尿的筛查干预中国专家共识》推荐的筛查与治疗流程和 JNC8 推荐的血压管理流程。

9. α、β 受体拮抗剂的临床适应证、禁忌证及注意事项

（1）适应证：①合并交感神经兴奋性高血压，包括合并慢性心功能不全的高血压、合并快速性心律失常的高血压、中青年高血压；②合并糖脂代谢紊乱的高血压；③难治性高血压。

（2）禁忌证：① NYHA 心功能分级为Ⅳ级的失代偿心力衰竭患者，需使用静脉正性肌力药；②哮喘、伴或不伴支气管痉挛的慢性阻塞性肺疾病患者；③严重肝功能障碍患者；④二、三度房室传导阻滞、严重心动过缓（心率＜50 次 /min）或病态窦房结综合征（包括窦房传导阻滞）者；⑤心源性休克高风险者（年龄＞70 岁、基础收缩压＜110mmHg、心率＞110 次 /min 等情况同时存在者）；⑥明显低血压（收缩压＜85mmHg）或伴低心排血量（如末梢循环灌注不良）者；⑦对该药过敏的患者。

（3）使用注意事项

1）α、β受体拮抗剂与洋地黄均能减慢房室传导速度，故对已使用洋地黄者应慎用该药。

2）治疗缺血性心脏病和心力衰竭可引起一过性肾功能障碍。

3）开始用药和增加剂量期间应严密观察患者的呼吸状况，如发生支气管痉挛应及时减少剂量或停药。

4）手术、长时间禁食、末梢血液循环障碍、有严重过敏史及正在接受脱敏治疗者需慎用。长期用药须定期检查肝肾功能及心率、血压、心电图等，及时处理不良反应。

5）儿童、妊娠期妇女和哺乳期妇女慎用。

六、高血压合并卒中

（一）概述

血压与卒中发病危险呈对数线性关系，脑血管病的发病、复发、预后均与高血压密切相关。然而，过度降压又可导致低灌注性脑损害，促进卒中恶化，是发生卒中后认知功能障碍的重要基础。

（二）药物治疗方案和药物选择

1. 降压药物选择原则　降压治疗对卒中的一级预防证据充分、效果明确，舒张压每降低 5mmHg 或收缩压每降低 10mmHg，卒中风险降低 30%~40%。获益主要来源于血压降低本身，并非某类药物有超越其他药物的特殊保护作用。由于缺少不同降压药物之间"头对头"的比较研究，卒中二级预防的最佳降压治疗方案仍不确定。现有证据表明，单用利尿药或联合应用利尿药与 ACEI 是有效的。

2. 指南推荐　《中国高血压防治指南（2018 年修订版）》指出，卒中后高血压患者的血压目标值一般为 < 140/90mmHg，如患者不能耐受，则应降至可耐受的最低水平。《中国缺血性脑卒中和短暂性脑缺血发作二级预防指南 2014》指出，由于颅内大动脉粥样硬化性狭窄（狭窄率为 70%~99%）导致的缺血性卒中或 TIA 患者，推荐目标血压 < 140/90mmHg（Ⅱb）。由于低血流动力学原因导致的卒中或 TIA 患者，应权衡降压速度与幅度对患者耐受性及血流动力学的影响。降压药物种类和剂量的选择以及降压目标值应个体化，应全面考虑药物、卒中特点、患者 3 个方面的因素（Ⅱb）。

目前认为，5 种一线降压药物——利尿药、CCB、ACEI、ARB 及 β 受体拮抗剂均可作为卒中一级和二级预防的降压治疗药物，单药治疗或联合用药。从指南推荐等级上看，降压治疗在卒中的一级预防为ⅠA级推荐 5 种降压药物均可应用。卒中的二级预防优先推荐利尿药、ACEI，尤其是两者联用，β 受体拮抗剂的证据强度较弱。需要注意,预防卒中,降压是硬道理,合理使用降压药物,有效降低血压,就能够达到预防卒中发生和再发的目的。

（1）利尿药:卒中后降压治疗研究（PATS）显示利尿药组患者的卒中相对风险降低 29%,总死亡相对风险降低 9%,确立了利尿药在卒中二级预防中的地位（Ⅰ,B）。

（2）β受体拮抗剂:一级预防荟萃分析提示 β 受体拮抗剂降低卒中风险的作用不及其他几类降压药物,但与安慰剂比较仍能降低卒中风险（Ⅱb,A）。阿替洛尔的 2 项卒中二级预防随机双盲安慰剂对照研究显示卒中风险降低亦无显著性。因此,部分指南不推荐 β 受体拮抗剂用于卒中合并高血压的患者。

（3）CCB:大规模临床研究已显示,采用 CCB 降压治疗,无论与安慰剂对照（STONE、Sys-China、Sys-Eur）,还是与活性药物对照（STOP-2、INSIGHT、NORDIL、ALLHAT、VALUE 等）,均显著降低卒中风险。荟萃分析显示,CCB 在预防卒中方面稍优于其他类降压药物（Ⅰ,A）。然而迄今为止,尚无 CCB 在卒中二级预防中的多中心随机双盲对照前瞻性临床试验。非洛地平减少心血管并发症研究（FEVER）纳入 2368 例脑血管病病史患者,非洛地平组患者的血压较安慰剂组下降 4.0/1.8mmHg,首次卒中发生率降低 26%,但两组的卒中再发差异无显著性（Ⅱa,B）。

（4）ACEI:在培哚普利防止复发性卒中研究（PROGRESS）中,ACEI+ 利尿药组患者的卒中风险降低 43%,该试验奠定了 ACEI 在卒中二级预防中的地位,使多部指南推荐 ACEI 作为预防卒中复发的首选用药（Ⅰ,B）。但此研究中 ACEI 单药治疗组患者的卒中风险降低,与安慰剂组比较差异无显著性。HOPE 研究中有卒中病史的患者,ACEI 组的卒中风险降低亦无显著性差异。因此,卒中的二级预防是否首选 ACEI 还有待商榷。

（5）ARB:荟萃分析显示,ARB 对卒中的二级预防具有更好的作用。依普沙坦和尼群地平对卒中二级预防影响研究（MOSES）入选 2 年内发生脑血管事件的患者,依普沙坦组患者的再发卒中风险显著降低。但卒中二级预防有效性研究（PRoFESS）入选发病 120 天内的缺血性卒中患者,替米沙坦组患者的卒中风险未显著降低。因此,ARB 在卒中二级预防中的地位尚未确定（Ⅱa,B）。

（6）联合治疗方案:联合治疗降压达标是减少包括卒中在内的心脑血管事件的根本。不同的联合治疗方案对卒中的一级预防也有一些临床研究。ASCOT 研究比较 CCB+ACEI 与利尿药 +β 受体拮抗剂对高危患者的作用,前者的卒中风险降低 23%。中国卒中一级预防研究（CSPPT）纳入约 20 000 例已知的亚甲基四氢叶酸还原酶 C677T 基因型原发性高血压患者,结果显示与依那普利片单药治疗相比,依那普利叶酸片联合治疗组的卒中风险降低21%。老年人高血压试验研究(HYVET)入选≥80岁的老年人高血压患者,随机给予培哚普利+吲达帕胺治疗,与安慰剂相比,治疗组患者的卒中风险降低30%,其中致死性卒中减少39%。

高血压合并卒中的药物治疗推荐见表3-34。

表3-34　高血压合并卒中的药物治疗推荐

推荐建议	推荐等级	证据级别
预防卒中复发首选利尿药、ACEI或两者联合	I	B
ARB或CCB对卒中的二级预防可能有益	IIa	B
β受体拮抗剂与安慰剂相比可能降低卒中风险,但与活性药物相比增加卒中风险,不推荐作为卒中一级和二级预防的初始选择	IIb	A

注:ACEI.血管紧张素转换酶抑制药;ARB.血管紧张素II受体拮抗剂;CCB.钙通道阻滞药。

(三)药学监护要点

1. 卒中患者降压治疗过程中应避免出现心、脑、肾重要器官供血不足。老年、严重直立性低血压患者更应谨慎降压。因此在药学监护过程中应密切关注患者的血压,降压药物由小剂量开始,根据患者的耐受性调整降压药物及剂量。

2. 监护过程中应注意追踪患者的颈动脉超声及颅内多普勒超声检查结果。对于卒中合并高血压的患者,颈动脉狭窄程度不同则血压控制的目标范围也不同。如果患者一侧颈动脉狭窄≥70%时,收缩压应控制在130~150mmHg;双侧颈动脉狭窄≥70%时,收缩压应控制在150~170mmHg。颈动脉狭窄<70%的高血压患者的降压治疗同一般人群。

3. 清晨觉醒后的血压骤升是卒中复发的重要原因之一,因此监护中很重要的一点是要监测患者的清晨血压,阻遏清晨觉醒后的血压骤升。

4. 含服短效硝苯地平由于药物吸收迅速,降压幅度和速度难以掌控,对合并颅内外血管狭窄的患者有诱发卒中再发的风险。因此,卒中后患者的血压波动时禁忌含服短效硝苯地平作为急性降压药物。

5. 对于该类患者,往往会存在多种相关危险因素及合并多种基础疾病,因此可能会同时服用多种药物进行治疗,包括抗血小板药、降脂药、降血糖药、抗心律失常药等,药师在监护时应针对各种药物的特点、相互作用等进行,同时应做好相关药物的用药教育。

七、高血压合并心力衰竭

（一）概述

心力衰竭是各种心脏疾病的严重和终末阶段，其在各个年龄段患者中的病残率和病死率均高于其他心血管病，而高血压是导致心力衰竭发生与发展的最重要原因之一。降压治疗可大幅降低高血压患者心力衰竭的发生率，也可减少高血压合并心力衰竭患者的心血管事件，降低病死率，改善预后。

（二）药物治疗方案和药物选择

全身神经内分泌的过度激活与高血压密不可分，也是导致和促进心脏病理性重构进而发展为心力衰竭的关键机制，其中 RAAS 和交感神经系统过度激活发挥重要作用。因此在高血压的临床治疗中，降压达标的同时有效抑制 RAAS 和交感神经活性是预防和治疗高血压合并心力衰竭的基础。

1. 药物选择原则　优先选择 ACE/ARB、β受体拮抗剂及醛固酮受体拮抗剂。推荐采取联合治疗，ACEI/ARB 与β受体拮抗剂联用，或 ACEI/ARB 与β受体拮抗剂及醛固酮受体拮抗剂联用。

2. 指南推荐　在高血压合并心力衰竭的患者中，尚无随机对照研究"头对头"比较不同的降压药物或不同的血压控制水平对心血管转归的影响。现有的指南建议均基于流行病学数据、高血压或心力衰竭临床试验的亚组分析及专家建议。依据《中国高血压防治指南 2018 年修订版》以及《中国心力衰竭诊断和治疗指南 2018》，降压目标的推荐如下：

（1）高血压合并左室肥厚（射血分数保留的舒张功能不全）患者应积极控制高血压，血压控制目标均为 < 130/80mmHg。原则上 5 类降压药物均可治疗，优先推荐有循证医学证据的 ARB 和 ACEI，或 ACEI/ARB 联合β受体拮抗剂或利尿药及醛固酮受体拮抗剂，最终应用剂量往往会明显高于高血压治疗中的剂量。

（2）高血压伴射血分数降低的心力衰竭患者需积极控制高血压，将血压降至 < 130/80mmHg，以 ACEI/ARB 联合β受体拮抗剂和 / 或利尿药。如仍有心力衰竭症状，则需加用醛固酮受体拮抗剂。如经上述联合治疗血压仍不能控制，需应用 CCB，可选用氨氯地平或非洛地平。对血流动力学不稳定、血压正常或较低的患者应由常规降压治疗剂量的 1/8~1/4 起始，缓慢递增剂量，直至达到抗心力衰竭的目标剂量或患者的最大耐受剂量。

3. 各类降压药物在高血压合并心力衰竭治疗中的应用

（1）利尿药：利尿药通过抑制肾小管特定部位钠或氯的重吸收，消除心力衰竭时的水钠潴留。在利尿药开始治疗后的数天内即可降低颈静脉压，减轻肺淤血、腹水、外周性水肿及体重，并改善心功能和运动耐量，但单一利尿药治疗并不能维持长期的临床稳定。心力衰竭干预试验均同时应用利尿药作为基础治疗。对于有体液潴留的心力衰竭患者，利尿药是唯一能够充分控制和有效消除体液潴留的药物，是心力衰竭标准治疗中必不可少的组成部分。

（2）ACEI：ACEI是被证实能降低心力衰竭患者死亡率的第一类药物，也是循证医学证据积累最多的药物，一直被公认为治疗心力衰竭的基石和首选药物。所有射血分数下降的心力衰竭患者都必须且终身使用，除非有禁忌证或不能耐受（Ⅰ，A），即心力衰竭高发危险人群（阶段A）应考虑使用ACEI预防心力衰竭（Ⅱa，A）。

（3）ARB：ARB可阻断Ang Ⅱ与AT_1受体结合，从而阻断或改善因AT_1受体过度兴奋导致的诸多不良反应，如血管收缩、水钠潴留、组织增生、胶原沉积、促进细胞坏死和凋亡等，还能够通过加强Ang Ⅱ与AT_2受体结合发挥有益效应。推荐用于不能耐受ACEI的患者（Ⅰ，A）。也可用于经利尿药、ACEI及β受体拮抗剂治疗后临床状况改善仍不满意，又不能耐受醛固酮受体拮抗剂的有症状的心力衰竭患者（Ⅱb，A）。

（4）β受体拮抗剂：采用β受体拮抗剂治疗可恢复心肌细胞$β_1$受体的正常功能，并使之上调。长期应用（＞3个月时）可改善心功能，提高LVEF；治疗4~12个月能够降低心室肌重量和容量，改善心室形状，延缓或逆转心肌重构。结构性心脏病伴LVEF下降的无症状性心力衰竭患者无论有无心肌梗死均可应用，有助于预防心力衰竭。有症状或曾经有症状的NYHA分级Ⅱ~Ⅲ级、LVEF下降、病情稳定的慢性心力衰竭患者须终身应用，除非有禁忌证或不能耐受。

（5）醛固酮受体拮抗剂：醛固酮受体拮抗剂能够抑制醛固酮和Ang Ⅱ对心肌重构，特别是对心肌细胞外基质促进纤维增生的不良影响，还可降低心力衰竭患者心源性猝死的发生率。适用于LVEF ≤ 35%、NYHA分级Ⅱ~Ⅳ级的患者。所有已使用ACEI（或ARB）和β受体拮抗剂治疗，仍持续有症状的心力衰竭患者均可加用醛固酮受体拮抗剂（Ⅰ，A）。急性心肌梗死后、LVEF ≤ 40%、有心力衰竭症状或既往有糖尿病病史者也推荐使用醛固酮受体拮抗剂（Ⅰ，B）。

（6）CCB：CCB对心力衰竭患者的心功能及临床转归无明显的有益作用，然而当使用利尿药联合ACEI/ARB和β受体拮抗剂和/或醛固酮受体拮抗剂后，高血压合并心力衰竭患者的血压依然＞130/80mmHg，则可考虑加用长效二氢吡啶类CCB（氨氯地平或非洛地平）。持续且足量的降压药物治疗对射血分数保留的心力衰竭患者至关重要。

高血压合并心力衰竭的药物治疗推荐见表3-35。

表 3-35 高血压合并心力衰竭的药物治疗推荐

推荐建议	推荐等级	证据级别
高血压合并心力衰竭 C~D 期（射血分数降低的心力衰竭）：血压降至 < 130/80mmHg，优先选用：		
ACEI/ARB	I	A
β 受体拮抗剂	I	A
醛固酮受体拮抗剂	I	A
利尿药（必要时使用袢利尿药）	I	C
二氢吡啶类 CCB（非洛地平、氨氯地平）	II b	B
非二氢吡啶类 CCB（维拉帕米、地尔硫䓬）	III	C
高血压合并心力衰竭 C~D 期（射血分数保留的心力衰竭）：血压降至 < 130/80mmHg，优先选用：		
ACEI/ARB	II a	A
β 受体拮抗剂	II a	B
醛固酮受体拮抗剂	II b	A
CCB	II b	C
利尿药	II b	C

注：ACEI. 血管紧张素转换酶抑制药；ARB. 血管紧张素 II 受体拮抗剂；CCB. 钙通道阻滞药。

（三）药学监护要点

1. 小剂量起始，逐步递增　由于需要 ACEI 或 ARB、β 受体拮抗剂和 / 或利尿药联合使用，初始治疗时可能发生低血压或心力衰竭恶化，因而必须由小剂量（ACEI 或 ARB 由 1/4 的常规剂量、β 受体拮抗剂由 1/8 的常规剂量）起始，每 1~2 周递增 1 次剂量。调整至合适的剂量后应坚持长期服用，避免突然停药。用药期间，特别是初始用药时应注意监测血压和心功能。利尿药应尽早使用，每日体重变化是检测利尿药效果和调整利尿药剂量的最可靠的指标。适当或严格限制钠盐摄入有利于提高利尿药的治疗效果。电解质丢失，利尿药可引起低钾血症、低镁血症，从而诱发心律失常，需及时补充钾盐和镁盐，合用 ACEI 或醛固酮受体拮抗剂螺内酯能一定程度地预防钾、镁盐的丢失，但需严格监测血电解质。应用利尿药时应监测的项目包括钠盐摄入、体重、肌酐、血压、血钾和肾功能。

2. β 受体拮抗剂的使用需达到目标剂量或最大耐受剂量，起始剂量宜小，递增速度宜慢。静息心率是评估 β 受体有效阻断的指标之一，通常将静息心率控制为 55~60 次 /min 的剂量作为目标剂量或最大耐受剂量。β 受体拮抗剂使用的起始剂量过大和剂量递增过快常导致心力衰竭恶化。如服用 β 受体拮抗剂的过程中出现心力衰竭恶化，可加大利尿药的用量以消除水钠潴留；亦可暂停递增剂量或延长递增剂量的时间间隔，或退回前一剂量。尽量不停药，维持 β 受体拮抗剂治疗。如心率＜ 55 次 /min 且伴有明显的眩晕、乏力，或出现二度以上的房室传导阻滞，则应减量或考虑停药。使用 β 受体拮抗剂时可能出现以下 4 种不良反应：①体液潴留和心力衰竭恶化；②乏力；③心动过缓和传导阻滞；④低血压。应对尿量、血压、心率等进行监护。

3. RAAS 抑制剂、β 受体拮抗剂及醛固酮受体拮抗剂（"黄金三角"）　ACEI/ARB、β 受体拮抗剂及醛固酮受体拮抗剂联合治疗能够进一步降低心力衰竭患者的死亡率和住院率，已成为射血分数降低的心力衰竭患者的基本治疗方案，但不可同时使用 ACEI+ARB+ 醛固酮受体拮抗剂。

4. 避免肾功能恶化　尤其对于使用 ACEI、ARB 及利尿药者，应监测血肌酐和血钾水平，观察血肌酐和血钾水平是否发生变化。不建议 ACEI+ARB 用于降压治疗。血肌酐水平＞ 221μmol/L 或 eGFR ＜ 30ml/（min · 1.73m^2）者不宜使用醛固酮受体拮抗剂。

5. 监测血钾　应注意监测血钾水平变化。患者进食不佳以及使用大剂量袢利尿药时应注意避免发生低钾血症；联合使用 RAAS 抑制剂和醛固酮受体拮抗剂时应注意防治高钾血症，尤其对肾功能受损患者。血钾水平＞ 5.5mmol/L 时不宜使用醛固酮受体拮抗剂；使用醛固酮受体拮抗剂的过程中血钾水平＞ 5.5mmol/L 则停药。

（申庆荣　苏恒海　李师承　刘　伶　陈　英）

参 考 文 献

[1] 王吉耀. 内科学 [M]. 2 版. 北京：人民卫生出版社，2010：257，686-687.

[2]《中国高血压防治指南》修订委员会. 中国高血压防治指南 2018 年修订版 [M]. 北京：人民卫生出版社，2018.

[3] 中国老年医学学会高血压分会. 高龄老年人血压管理中国专家共识 [J]. 中国心血管杂志，2015，20（6）：401-409.

[4] MARY ANNE KODA-KIMBLE, LLOYD YEE YOUNG, WAYNE A. KRADJAN, 等. 临床药物治疗学 - 心血管疾病 [M]. 8 版. 王秀兰，李虹伟，张淑文，主译. 北京：人民卫生出版社，2007：14-26.

[5] 国家卫生计生委合理用药专家委员会. 高血压合理用药指南（第 2 版)[J]. 中国医学前沿杂志（电子版），2017，9（7）：28-126.

[6] 王文. 2011 中国血压测量指南 [J]. 中华临床医师杂志（电子版），2011，6（15）：1101-1115.

[7] 中华医学会心血管病学分会高血压学组. 清晨血压临床管理的中国专家指导建议 [J]. 中华心血管病杂志，2014，42（9）：721-725.

[8] 杨孜，张为远. 妊娠期高血压疾病诊治指南（2015）[J]. 中华妇产科杂志，2015，50（10）：721-728.

[9] 中华医学会心血管病学分会. 血管紧张素转换酶抑制药在心血管病中应用中国专家共识 [J]. 中华心血管病杂志，2007，35（2）：97-106.

[10] 苏定冯，陈丰原. 心血管药理学 [M]. 4 版. 北京：人民卫生出版社，2011：286，218.

[11] 中国心血管病预防指南（2017）写作组，中华心血管病杂志编辑委员会. 中国心血管病预防指南（2017）[J]. 中华心血管病杂志，2018，46（1）：10-25.

[12] 邓彦彦，易铁钢. 肾实质性高血压的诊治进展 [C]// 第八次全国中医药传承创新与发展学术研讨会论文集，2009：174-175.

[13] 李攀，秦永文. 肾血管性高血压的诊断与治疗现状 [J]. 国际心血管病杂志，2009，36（5）：284-288.

[14] HIRSCH A T, HASKAL Z J, HERDER N R, et al. ACC/AHA 2005 guidelines for the management of patients with peripheral arterial disease[J]. J Am Coll Cardiol, 2006, 47（6）：1239-1312.

[15] 中华医学会内分泌学分会肾上腺学组. 原发性醛固酮增多症诊断治疗的专家共识 [J]. 中华内分泌代谢杂志，2016，32（3）：188-195.

[16] 刘彤华，陈原稼，武莎菲，等. 良性和恶性嗜铬细胞瘤的区别 [J]. 中华病理学杂志，2004，33（3）：198-202.

[17] 中国垂体腺瘤协作组. 中国库欣病诊治专家共识（2015）[J]. 中华医学杂志，2016，96（11）：835-840.

[18] 王春娜，田艳艳. 阻塞性睡眠呼吸暂停低通气综合征的治疗进展 [J]. 医学综述，2010，16（3）：433-436.

[19] WRAM R, MICHEL P, NATHALIE L, et al. Effect of high-fat diet and metformin treatment on ventilation and sleep apnea in non-obese rats[J]. Respir Physiol Neurobiol, 2006, 150（1）：52-65.

[20] 荆志成. 2010 年中国肺高血压诊治指南 [J]. 中国医学前沿杂志，2011，3（2）：62-81.

[21] SUTENDRA G, MICHELAKIS E. The metabolic basis of pulmonary arterial hypertension[J]. Cell Metabolism, 2014, 19（4）：558-573.

[22] 王辰. 肺动脉高压 [M]. 北京：人民卫生出版社，2014.

[23] TAICHMAN D B, ORNELAS J, CHUNG L, et al. Pharmacologic therapy for pulmonary arterial hypertension in adults chest guideline and expert panel report[J]. Chest, 2014, 146（2）：449-475.

[24] 中国医师学会心血管内科医师分会. 2015 年先天性心脏病相关性肺动脉高压诊治中国专家共识[J]. 中国介入心脏病学杂志, 2015, 23(2): 61-69.

[25] LAU E M, TAMURA Y, MCGOON M D, et al. The 2015 ESC/ERS Guidelines for the diagnosis and treatment of pulmonary hypertension: a practical chronicle of progress[J]. European Respiratory Journal, 2015, 46(4): 879.

[26] CAREY R M, WHELTON P K. Prevention, detection, evaluation, and management of high blood pressure in adults: synopsis of the 2017 American College of Cardiology/American Heart Association Hypertension Guideline[J]. Annals of Internal Medicine, 2018, 168: 351-358.

[27] 中华医学会糖尿病学分会. 中国 2 型糖尿病防治指南(2017 年版)[J]. 中华糖尿病杂志, 2018, 10(1): 4-67.

[28] American Diabetes Association. Standards of medical care in diabetes-2017[J]. Diabetes Care, 2017, 40(Suppl 1): S1-S135.

[29] PALMER S C, MAVRIDIS D, NAVARESE E, et al. Comparative efficacy and safety of blood pressure-lowering agents in adults with diabetes and kidney disease: a network meta-analysis[J]. Lancet, 2015, 385(9982): 2047-2056.

[30] 中国成人血脂异常防治指南修订联合委员会. 中国成人血脂异常防治指南(2016 年修订版)[J]. 中华健康管理学杂志, 2017, 11(1): 7-28.

[31] 国家卫生计生委合理用药专家委员会, 中国药师协会. 冠心病合理用药指南(第 2 版)[J]. 中国医学前沿杂志(电子版), 2018, 10(6): 1-130.

[32] KIRCHHOF P, BENUSSI S, KOTECHA D, et al. 2016 ESC Guidelines for the management of atrial fibrillation developed in collaboration with EACTS[J]. Eur Heart J, 2016, 37(38): 2893-2962.

[33] MAROTT S C, NIELSEN S F, BENN M, et al. Antihypertensive treatment and risk of atrial fibrillation: a nationwide study[J]. Eur Heart J, 2014, 35(18): 1205-1214.

[34] 中华医学会心血管病学分会. 中国心力衰竭诊断和治疗指南 2018[J]. 中华心血管病杂志, 2018, 46(10): 760-789.

第四章 围手术期抗高血压药物治疗的药学监护

一、围手术期抗高血压药物治疗概述

围手术期高血压是指从确定手术治疗到与本手术有关的治疗基本结束期间内，患者的血压（SBP、DBP 或平均压）升高幅度＞基础血压的 30%，或 SBP ≥ 140mmHg 和 / 或 DBP ≥ 90mmHg。围手术期高血压危象指的是围手术期过程中出现短时间的血压增高，并超过 180/110mmHg。造成术前高血压的原因多种多样，包括术前突然停用降压药、疼痛、焦虑等，术中和术后高血压的主要诱因是交感神经兴奋和机体对疼痛的应激反应，其他原因还包括高碳酸血症、缺氧、容量负荷过多等。一些外科手术操作也会引起高血压，如切除颈动脉内的动脉粥样硬化斑块时可引起血压升高。Browner 等研究发现既往有高血压病史的患者在围手术期的死亡率是既往无高血压病史的患者的 3.8 倍。也有研究发现进行颈动脉内膜剥脱术的高血压患者只要术前血压得到良好控制，术后的发病率和死亡率与术前无高血压病史者无显著性差异，这项研究也强调了术前血压控制的重要性。Aronson 等研究发现术前脉压差＞80mmHg 者的围手术期死亡率是对照组的 3 倍，且与肾功能不全的发生密切相关。多数研究认为围手术期高血压的合理治疗时间是术前数周至数月，使机体有足够的时间进行自我调节，一般术前降压目标推荐降至基线的 20%，这样可以显著减少高血压危象的发生。

（一）控制原则

基本原则是保证重要脏器灌注，降低心脏后负荷，维护心功能。围手术期抗高血压药物的选择应包括以下优点：起效迅速、代谢快、易管理、副作用少、价格低廉。术前服用 β 受体拮抗剂和 CCB 可以继续维持，不建议继续使用 ACEI 及 ARB。

（二）血压控制目标

年龄＜ 60 岁的患者血压应控制在＜ 140/90mmHg；年龄 ≥ 60 岁，如不伴糖尿病、CKD，SBP 应＜ 150mmHg；高龄患者（＞ 80 岁）的 SBP 应维持在 140~150mmHg，如伴糖尿病、CKD，血压控制目标为＜ 140/90mmHg。

围手术期高血压通常需要静脉降压药物,即刻目标是在 30~60 分钟内使 DBP 降至 110mmHg,或降低 10%~15%,但不超过 25%。如可以耐受,在随后的 2~6 小时内将血压降低至 160/100mmHg。主动脉夹层患者的降压速度应更快,在 24~48 小时内将血压逐渐降至维持组织脏器基本灌注的最低血压水平,应选用起效迅速的药物。

(三)常用的抗高血压药物及对麻醉的影响

1. 利尿药 是抗高血压治疗的传统药物,由于其降低血管平滑肌对缩血管物质的反应性,增加术中血压控制的难度,同时利尿药可能会加重手术相关的体液缺失。因此,目前主张术前 2~3 天停用利尿药。长期服用利尿药的患者易发生低钾血症。围手术期要严密监测血钾,一旦发现有低钾趋向应及时补钾并进行必要的监护。

2. β受体拮抗剂 是目前临床应用较多的一类药,其可降低术后房颤的发生率、非心脏手术心血管并发症的发生率及病死率,适用于术前血压控制。术前要避免突然停用 β受体拮抗剂,防止术中心率反跳。围手术期要维持此类药物使用的种类以及剂量,无法口服药物的高血压患者可经肠道外给药。

3. 钙通道阻滞药 钙通道阻滞药可改善心肌的氧供需平衡,治疗剂量对血流动力学无明显影响。同时,能增强静脉麻醉药、吸入麻醉药、肌松药和镇痛药的作用,故不主张术前停药,可持续用到术晨。

4. 血管紧张素转换酶抑制药(ACEI)和血管紧张素Ⅱ受体拮抗剂(ARB)这 2 类是抗高血压治疗中应用最广泛的药物,它们在减少蛋白尿和改善慢性心力衰竭转归方面具有独特的效果。高血压患者术中易发生低血压,ACEI 和 ARB 可能会加重手术相关的体液缺失,增加术中发生低血压的风险。ACEI 的作用缓和,手术前不必停药,可适当调整。ARB 类的药物氯沙坦和其代谢产物羟基酸能抑制血管紧张素Ⅱ受体和血管紧张素Ⅰ受体,且羟基酸比氯沙坦的效力大 10~40 倍,目前推荐手术当天停用,待体液容量恢复后再服用。

5. 交感神经抑制剂 可乐定是中枢性抗高血压药,若术前突然停用,可使血浆中的儿茶酚胺浓度增加 1 倍,引起术中血压严重反跳,甚至诱发高血压危象。同时,可乐定可强化镇静,降低术中的麻醉药药量,因此术前不必停用。

6. 其他 利血平主要通过消耗外周交感神经末梢的儿茶酚胺而发挥作用。服用该药的患者对麻醉药的心血管抑制作用非常敏感,术中很容易发生血压下降和心率减慢,故需特别警惕。若术中出现低血压,在选用药物治疗时应格外慎重。使用直接作用的拟交感神经药物如肾上腺素、去甲肾上腺素可发生增敏效应和引起血压骤升,而使用间接作用的拟交感神经药物如麻黄碱和多巴胺则升压效应往往不明显。建议使用甲氧明小剂量分次给药,每次

0.25mg 以提升血压至满意水平。对于长期服用利血平的患者，最好术前 7 天停服并改用其他抗高血压药物，以保证手术和麻醉安全。

二、围手术期抗高血压药物治疗指征

高血压患者的血压在 160/100mmHg 以下可不做特殊准备。血压过高者（＞180/100mmHg），麻醉诱导和手术应激可并发脑血管意外和充血性心力衰竭等危险，术前应选用合适的降压药（如钙通道阻滞药或 β 受体拮抗剂等）以控制血压，使血压平稳在一定水平，但并不要求血压降至正常水平才手术。对原有高血压病史，进入手术室血压急骤升高的患者，应与麻醉师共同处理，根据病情和手术性质抉择实施或延期手术。

进入手术室后血压仍高于 180/110mmHg 的择期手术患者建议推迟手术，如确有手术需要（如肿瘤伴少量出血），经家属同意后可手术。术前重度以上（＞180/110mmHg）的高血压患者不建议在数小时内紧急降压治疗，否则常带来重要靶器官缺血及降压药物的副作用。原则上对轻、中度高血压（＜180/110mmHg）可进行手术。对危及生命的紧急状况，为抢救生命，不论血压多高，都应急诊手术；对严重高血压合并威胁生命的靶器官损害及状态，如高血压伴左心衰竭、不稳定型心绞痛或变异型心绞痛、少尿型肾衰竭、严重低钾血症（＜2.9mmol/L）等，应在短时间内采取措施改善重要脏器功能。

三、围手术期抗高血压药物治疗的药学监护

（一）术前对患者的围手术期血压进行评估

围手术期高血压是指发生在术前、术中和术后麻醉恢复阶段的高血压症状，既可以是新发的，也可以是既往慢性高血压在围手术期的加重表现。麻醉恢复时间长短不一，可能是术后数小时，也可能持续到术后数周。造成术前高血压的原因多种多样，包括术前突然停用降压药、疼痛、焦虑等，术中和术后高血压的主要诱因是交感神经兴奋和机体对疼痛的应激反应，其他原因还包括高碳酸血症、缺氧、容量负荷过多等。一些外科手术操作也会引起高血压，如切除颈动脉内的动脉粥样硬化斑块时可引起血压升高。

与围手术期高血压的发病情况明显相关的因素包括：①术前患者是否患有原发性高血压；②其所实施的手术类别，一般情况下，在实施小手术的患者中围手术期高血压的发生率较低，而围手术期高血压的发生率在接受心脏、血管、神经外科、头颈手术等大手术的患者中往往发生率较高。高血压在术中具有较高的发病率，与其他几个阶段比较，在诱导期发病率明显较低，而切皮和拔管时高血压的发病率较为接近。

围手术期高血压常由于围手术期应激反应引起,如焦虑、疼痛、气管插管、麻醉深度不足、术中强烈刺激、高碳酸血症、气管吸引等。因此,在术前、术中和术后的不同时期引起高血压的原因不同。术前高血压的发生与焦虑、麻醉诱导和术前即有高血压疾病相关。术中高血压与手术类型、容量状态、麻醉深度、麻醉药物的使用及患者的合并症等相关。而术后高血压常常是多种因素的叠加,包括交感和肾素‐血管紧张素系统的激活、血管内容量的变化、疼痛、寒战、麻醉苏醒、药物副作用、原发性高血压、血管疾病等。手术创伤以及全麻启动体内的炎症级联反应,造成血液高凝状态,增加患者术后心脑血管相关性疾病的发生率和死亡率。具有下列危险因素的患者需注意抗高血压药物的应用:①术前患有原发性高血压;②接受心脏、血管、神经外科、头颈手术等大手术的患者;③妊娠高血压;④高龄(年龄≥65岁)。

(二)抗高血压药物的选用

日常降压药的使用应持续至术前1日或手术日晨。长效制剂的降压药术前宜改用短效制剂,以便于麻醉管理。围手术期高血压及高血压急症的静脉或肌内注射用降压药见表4-1。

表4-1　围手术期高血压及高血压急症的静脉或肌内注射用降压药

药物名称	剂量	起效时间	持续时间	不良反应
硝普钠	$6.25\sim12.5\mu g/min$ 起泵入,根据血压调整剂量(围手术期高血压) $0.25\sim10g/(kg\cdot min)$ i.v.(高血压急症)	立即	$2\sim10min$	低血压、心动过速、头痛、肌肉痉挛;连续使用超过48~72h或剂量$>2g/(kg\cdot min)$时可能导致氰化物中毒
硝酸甘油	$5\sim100\mu g/min$ i.v.(高血压急症合并心肌缺血)	$2\sim5min$	$5\sim10min$	头痛、呕吐
酚妥拉明	$2.5\sim5mg$ i.v.(诊断嗜铬细胞瘤及治疗其所致的高血压发作,包括手术切除时出现的高血压;也可根据血压对本品的反应用于协助诊断嗜铬细胞瘤)	$1\sim2min$	$10\sim30min$	心动过速、头痛、潮红
尼卡地平	$0.5\sim10\mu g/(kg\cdot min)$i.v.(围手术期高血压、高血压急症)	$5\sim10min$	$1\sim4h$	心动过速、头痛、周围性水肿、心绞痛、恶心、头晕;与

续表

药物名称	剂量	起效时间	持续时间	不良反应
尼卡地平				硫酸镁合用可能抑制子宫收缩
艾司洛尔	0.15~0.3mg/（kg·min）泵入（围手术期高血压）250~500g/kg i.v.，继以50~300μg/（kg·min）静脉滴注（高血压急症）	1~2min	10~20min	低血压、恶心
美托洛尔	3~5mg 静脉推注，间隔5 分钟重复，最大可用到 15mg（围手术期高血压）	5~10min	5~10h	低血压、心力衰竭、心脏传导阻滞、头晕、疲劳、抑郁、支气管痉挛
拉贝洛尔	25~50mg i.v. 15 分钟可重复，总量可达 200mg；也可静脉泵入，1~4mg/min（围手术期高血压）20~80mg i.v.，0.5~2.0mg/min 静脉滴注（高血压急症）	5~10min	3~6h	恶心、呕吐、头麻、支气管痉挛、传导阻滞、直立性低血压
乌拉地尔	10~50mg i.v. 6~24mg/h	5min	2~8h	低血压、头晕、恶心、疲倦
依那普利拉	1.25~5mg，每6 小时 i.v.	15~30min	6~12h	高肾素状态血压陡降、变异度较大
地尔硫䓬	5~10mg i.v.，或 5~15μg/（kg·min）泵入（围手术期高血压、高血压急症）	5min	30min	心动过缓、房室传导阻滞、低血压、心力衰竭、外周性水肿、头痛、便秘、肝毒性
肼屈嗪	10~20mg i.v. 10~40mg i.m.	10~20min 20~30min	1~4h 4~6h	心动过速、潮红、头痛、呕吐、心绞痛加重
非诺多泮	0.03~1.6μg/（kg·min）i.v.	＜5min	30min	心动过速、头痛、恶心、潮红

注：i.v.. 静脉注射；i.m.. 肌内注射。

（三）围手术期高血压的麻醉管理

1. **麻醉前用药**　高血压患者易于激动，术前应充分镇静。术前访视时做好安慰和解释工作，消除顾虑，手术前夜应保证有良好的睡眠。术前口服地西泮 5~10mg 或劳拉西泮 2~4mg，可产生较好的镇静效果。患者进入手术室并开放静脉、建立无创监测后，可根据血压、心率和麻醉需要给予咪达唑仑。对于服用利血平或普萘洛尔的患者，麻醉诱导前可给予阿托品，以避免心动过缓。

2. **麻醉选择**　高血压患者的麻醉选择应根据病情和手术要求，选择对循环影响最小的麻醉方法和药物，同时提供较完善的镇静、镇痛效果，降低患者的应激反应。

3. **气管插管与拔管时高血压的预防**　实施全身麻醉时，置入喉镜、气管插管和拔管时易引起高血压反应。插管应在麻醉深度足够的情况下进行，尽可能地缩短喉镜置入持续时间。拔除气管导管时，尤其浅麻醉下更易引起血压的严重反跳。因此，在手术结束、尚未完全清醒前就应开始实施术后镇痛，同时可实施一定深度麻醉下的拔管。较深麻醉下的拔管技术与以往所强调的咳嗽、吞咽反射恢复、自主呼吸恢复、潮气量正常、患者基本清醒后再拔管的概念不同，它是微创麻醉的重要组成部分。

（四）特殊类型高血压的处理

1. **高血压急症**　高血压急症（hypertensive emergencies）是指原发性或继发性高血压患者在某些诱因作用下血压突然和显著升高（一般超过 180/120mmHg），同时伴有进行性心、脑、肾等重要靶器官功能不全的表现。

高血压急症严重危及患者的生命，需进行紧急处理。但短时血压急剧下降可能使重要器官的血流灌注明显减少，应采取逐步控制性降压措施。一般情况下，初始阶段（数分钟到 1 小时内）的血压控制目标为动脉压的降低幅度不超过治疗前水平的 25%；在随后的 2~6 小时内将血压降至较安全的水平，一般为 160/110mmHg 左右；如果可耐受这样的血压水平、临床情况稳定，在以后的 24~48 小时内逐步降低血压达到正常水平。降压时需充分考虑到患者的年龄、病程、血压升高的程度、靶器官损害和合并的临床状况，因人而异地制订具体方案，见表 4-1。

常用的控制性降压方法如下：

（1）呼入麻醉药降压：吸入麻醉药物对心肌有较强的抑制作用，舒张血管平滑肌，使血压降低。其中，异氟烷对心肌的抑制作用较轻，利于保证组织强灌注，适用于术中短时间降压。如需长时间降压，多与其他降压药复合应用。

（2）血管扩张药降压：硝普钠降压快速，停药后血压迅速恢复，大剂量使用时应注意监测动脉血气，避免代谢性酸中毒，同时注意可能发生硫氰酸中毒。硝酸甘油的效应虽然稍差，但在预防、治疗心肌缺血方面非常有效。对于心率较快的患者，艾司洛尔是不错的选择，但禁用于支气管疾病患者。尼卡地平较适用于支气管疾病患者，发挥降压作用的同时改善脑血流量，尤其适用于颅脑手术患者。乌拉地尔具有自限性降压效应，使用较大剂量亦不产生过度低血压，是诱导中度低血压（MAP 为 70mmHg）的最合适的药物。拉贝洛尔不升高颅内压，能很好地维持重要器官的血流量，主要用于妊娠期或肾衰竭时的高血压急症。

2. 嗜铬细胞瘤　嗜铬细胞瘤是机体嗜铬性组织内生长出来的一种分泌大量儿茶酚胺的肿瘤，约 90% 发生在肾上腺髓质，其余发生于交感神经节或副交感神经节等部位，高血压、心律失常及代谢异常是其主要临床症状。术中精神紧张、创伤刺激、肿瘤部位的挤压等均可诱发儿茶酚胺释放，出现高血压危象。而一旦肿瘤血流阻断又会出现完全相反的结果，表现为严重低血压。循环功能表现出的这种急剧变化给麻醉和手术带来极大的风险。

其麻醉管理要点如下：

（1）高血压危象的处理：嗜铬细胞瘤在治疗或术前准备中使用 α 和 β 受体拮抗剂联合降压，若术中出现高血压危象，可用酚妥拉明快速降压，也可应用其他降压药物如硝普钠、硝酸甘油、乌拉地尔、拉贝洛尔等。

（2）低血压的处理：在外周血管张力缓解的情况下可补充血容量，使因血管痉挛引起的体液相对不足得以改善，并对肿瘤切除后儿茶酚胺分泌急剧减少引起的低血压有一定的预防作用。术中的补液量一般多于丢失量 500~1000ml，有些患者的需要量更大。嗜铬细胞瘤切除术中，当肿瘤静脉结扎后，由于血中的儿茶酚胺急剧减少，将会迅速出现严重的难治性低血压。通常临床上的处理措施为停用扩血管药物，予以扩容和输注儿茶酚类药物如去甲肾上腺素。但对于术中已发生大出血和 / 或大量儿茶酚胺释放的患者，则低血压难以纠正。此时可应用血管加压素 0.01~0.04U/min，因其缩血管作用不依赖于肾上腺素受体及血中的儿茶酚胺水平，特别适用于绕过肾上腺素能系统进行嗜铬细胞瘤切除后顽固、难治性低血压的治疗。

（3）低血糖的处理：嗜铬细胞瘤由于分泌大量儿茶酚胺引起糖原分解，抑制胰岛素分泌导致血糖升高。肿瘤切除后常可导致低血糖昏迷，表现为大汗、心慌或循环抑制、对一般处理反应迟钝。因此应加强血糖监测，必要时输葡萄糖溶液。

（五）药学监护计划

1. 对患者的血压、心率、血容量进行连续监测，尤其是术前放置胃、尿管，或气管插管，或高龄患者，需密切监测血压和心率。

2. 术前注意观察患者的精神、神经系统，定期监测肾功能、电解质、胰岛素等影响血压稳定的因素。若有精神紧张,对患者进行心理疏导;若有电解质和酸碱紊乱,应及时补充与调整。

3. 密切观察病情变化,一旦出现血压升高,应积极采取降压措施。

4. 关注药物不良反应 患者的不良反应症状较多的是低血压、咳嗽、眩晕、头痛。β受体拮抗剂、α受体拮抗剂的不良反应主要为眩晕和低血压;ACEI 的不良反应为水肿、咳嗽;钙通道阻滞药的不良反应为水肿;血管紧张素酶抑制剂的不良反应主要为咳嗽;复方药物及中成药的主要不良反应为心悸、头痛、眩晕;利尿药的主要不良反应为头痛、低血压、恶心。

5. 关注药物相互作用 多数高血压患者需要同时服用 2 种以上的降压药才能达到满意的血压控制,目前认为下列药物组合是有效的,具有良好的耐受性:①利尿药和β受体拮抗剂;②利尿药和 ACEI/ARB;③钙通道阻滞药(二氢吡啶类)和β受体拮抗剂;④钙通道阻滞药和 ACEI/ARB;⑤钙通道阻滞药和利尿药;⑥α受体拮抗剂和β受体拮抗剂;⑦其他联合方式:如与 α_2 肾上腺素能受体激动剂和咪唑啉 I_2 受体调节剂合用,或者联合 ACEI 或 ARB。有些患者需要使用 3 或 4 种药物联合。β受体拮抗剂、钙通道阻滞药、ACEI 或 ARB 或是 CYP450 酶的底物,或是其诱导或抑制剂,这些药物联合应用或与其他被 CYP2C9 和 CYP3A4 代谢的药物联用时会增强或降低药物效应,增加不良反应或降低疗效,延误病情治疗,需予以关注,适当调整给药方案。

(叶冬梅 李师承 刘 伶 陈 英)

参 考 文 献

[1] DODSON G M, BENTLEY W E, AWAD A. Isolated perioperative hypertension: clinical implications & contemporary treatment strategies[J]. Current Hypertension Reviews, 2014, 10: 31-36.

[2] 吴在德,吴肇汉. 外科学[M]. 7 版. 北京:人民卫生出版社,2008:128.

[3] BOTTO F, ALONSO COELLO P, CHAN M T, et al. Myocardial injury after noncardiac surgery: a large, international, prospective cohort study establishing diagnostic criteria, characteristics, predictors, and 30day outcomes[J]. Anesthesiology, 2014, 120(3): 564-578.

[4]《中国高血压防治指南》修订委员会. 中国高血压防治指南 2018 年修订版[M]. 北京:人民卫生出版社,2018.

57检